栄養しっかり&ちゃんとやせる

時短かんたんダイエット

料理家・栄養士　牛尾理恵

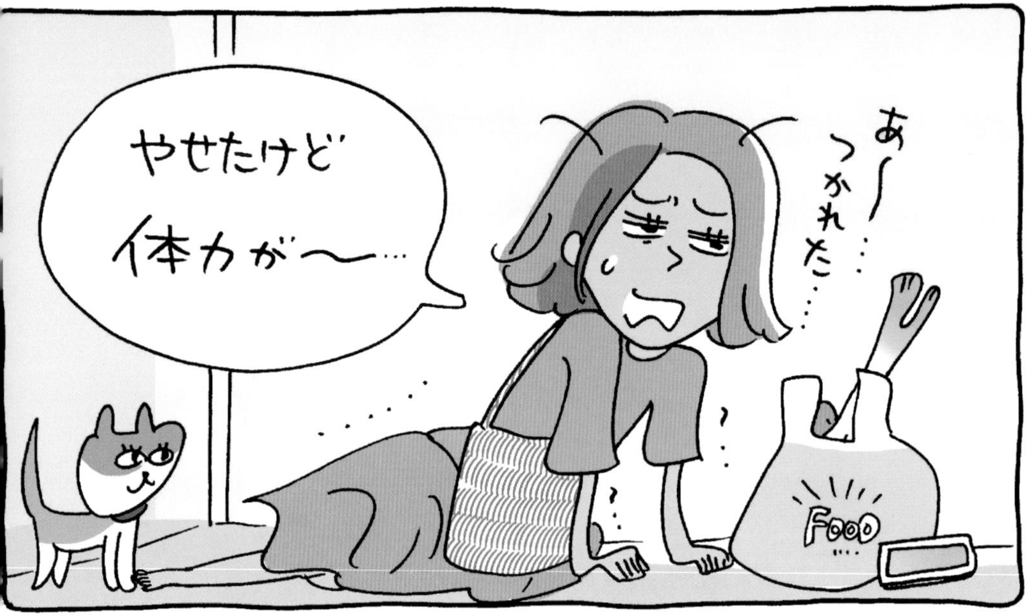

やせたけど
体力が〜〜…

あ〜…
つかれた……

FOOD

ただやせるだけの
ダイエットではダメだと
気づいたあなたに

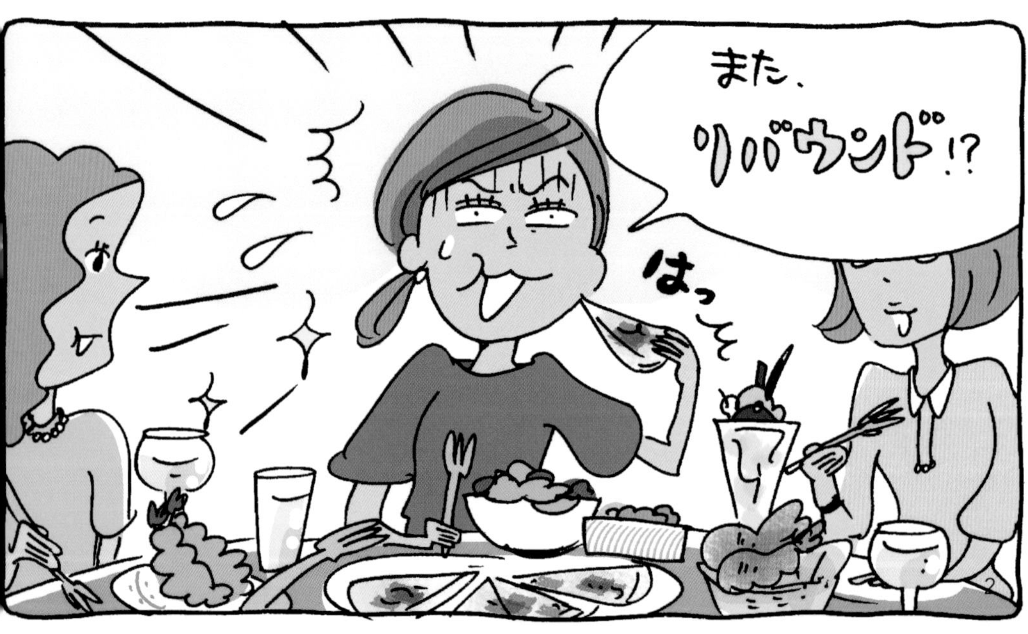

また、
リバウンド!?

はっ

はじめに

ダイエットで体が変わると、毎日が楽しくてワクワクするんです。

私は20代のころから料理を仕事にしています。当然、食べることも仕事の一部です。30歳を超えてから、体重はじわりじわりと増えていきました。

39歳のときに「こんな体で40歳は迎えたくない！」と一大決心して、ダイエットを始めました。目標は「マイナス10キロ」。

じつは、仕事でもプライベートでも、糖質オフダイエットをはじめとするさまざまなダイエット法を試したことがあります。確かにその一時は体重が減るのですが、その食生活をずっと続けられるわけではありませんでした。

無理なくずっと続けられるダイエットはどういうものなのか。体重だけではなく、健康やメンタルもよりよくしたい……と考えたら、「きちんとバランスよく食べ、適度に運動することがいちばんだ！」ということに改めて気がつきました。

そんなあたりまえのことではあるけれども、私なりの気づきとノウハウをこの本にはギュッと詰め込んでいます。今日食べたものが、5年後10年後の自分の身体を、人生を作る。そう思いながら、食べること、自分のことをたいせつにして、とり組んでみませんか？

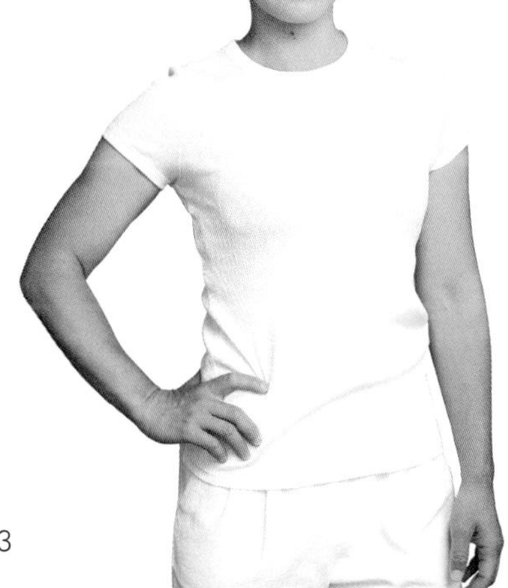

なかなかやせない！ダイエットが続かない！

ダイエットしても、なかなか思うようにやせない。
やせないと、モチベーションがだんだん下がってしまって、
いつの間にか元の生活。そんな悪循環はストップするためには？

Q 忙しくて時間がありません。いったいなにから始めれば効果的？

A ダイエットは**食事と運動がセット**です。できることから、戦略的にとり組むべし。

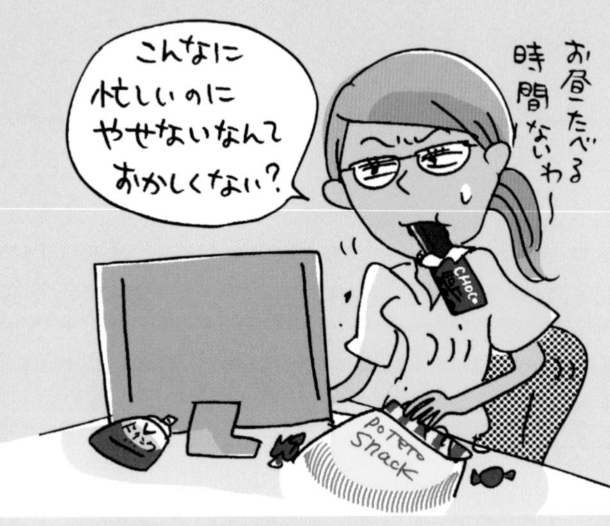

ちょこっと改善例

- 朝食をちゃんと食べる。
- ごはんはお代わりしない。
- 脂肪の少ない肉を選ぶ。
- 揚げ物の回数を減らす。
- 缶コーヒー、缶ジュースをやめる。
- お酒は外で飲むときだけ。
- できるだけ階段を使う

あれもこれも……と考え出すと、パニックになってしまいますよね。でも、ダイエットで忘れないでほしいことは、体重は落としても筋肉は落とさないことです。筋肉のついた体は、引き締まってシュッとして見えます。背筋がピンと伸びた姿は若々しく見えるのはもちろん、体力がついて毎日を元気に過ごせるなど、単に体重が減る以上の効果があるのです。

そのためには、やはり食事と運動はセットで考えましょう。運動したからといってその分を食べていたら、体重は思うようには減りません。まずは体重を落としたいと思うなら、案外、食事を変えるだけでも結果は出ます。今の生活を少し変えるだけでもダイエットにつながることがあるものですよ。

Q なかなかやせないから、やる気がでません。

A すぐに成果を求めていない？
ダイエットは**将来の自分のため**のもの。

もしかして、3日で成果が出ると思っていませんか？　体はすぐに変わってはくれません。だからといって無謀なダイエットに挑戦するのではなく、長く続くダイエットにしましょう。

また、大きな目標をいきなり立てるのではなく、小さな目標を立てて、一つ一つクリアすることも大事です。まずはマイナス1キロから始めて、気持ちのいい達成感を味わってみて！

Q デスクワークなので、運動不足はどうしようもないです。

A **すき間時間にできる**ことがきっとあります！

エスカレーターなどは使わずに階段を使うとか、歩ける距離ならできるだけ徒歩で移動するなど、できることはたくさんあります。歩くときは背筋を伸ばして、しっかり腕を前後にふるだけでも全然ちがいます。通販などの健康グッズを試すなら、下半身の運動になるステッパーのようなものがおすすめですよ。

家でできるエクササイズや筋トレも動画サイトにたくさんあるので、自分に合ったものを探してみてください。家でできることを考えるのも楽しいですよ。

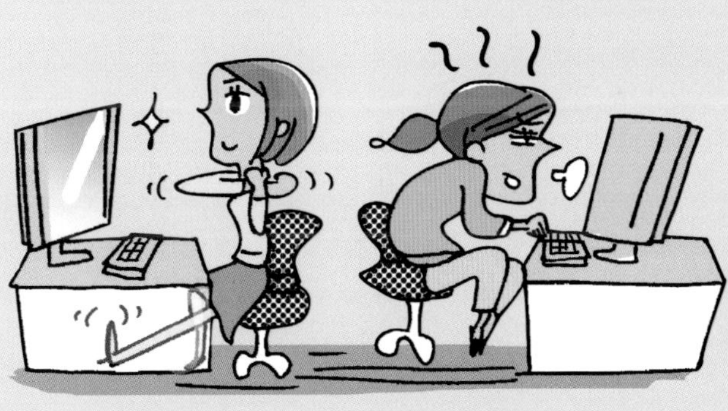

とにかく簡単に作って、おいしくやせたい！

外食だとどうしてもカロリーが高くて、油っこい料理が多くなりがち。
手料理がいいことはもちろんわかってはいるけど、
ダイエットの料理ってたいへんそう。無理なく続けるにはどうしたらいい？

Q 料理がめんどうなときはどうしていますか？

A 無理はせず、**手抜きします！** 自分のやりやすい方法を見つけましょう。

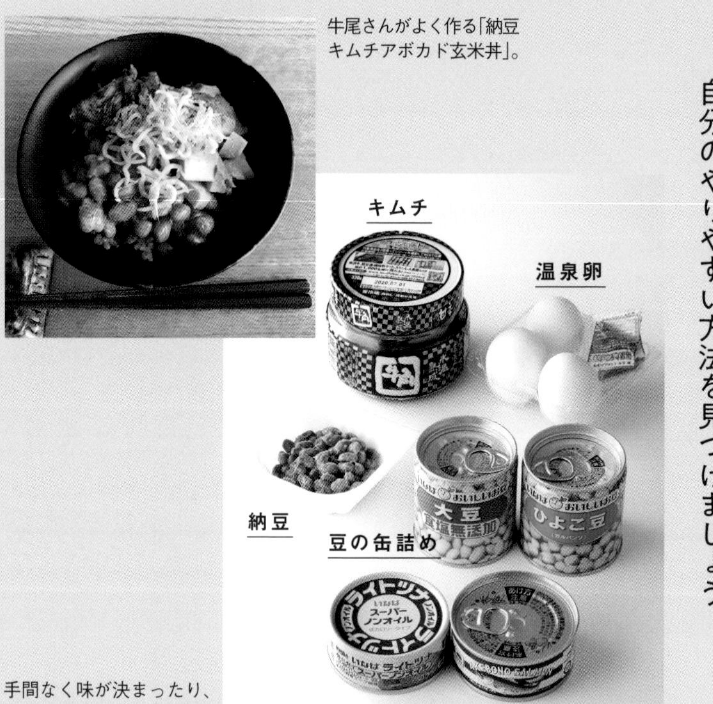

牛尾さんがよく作る「納豆キムチアボカド玄米丼」。

手間なく味が決まったり、必要な栄養素がとれる便利な市販食品です。

納豆やキムチ、豆腐、ミニトマトなんて、ほぼそのままでも食べられますよね。私も「納豆キムチアボカド玄米丼」なんて、しょっちゅう作ってますよ〜。時間のあるときに、サラダチキン（21ページ）、究極の塩ゆでブロッコリー（22ページ）、ゆで卵などを作りおきしておくと便利です。どの食材を、どのくらい食べてもいいかをなんとなく把握していれば、凝った料理を考えて作らなくてもいいのです。

ダイエットの料理は、簡単じゃないと続きません。全部一から作るのではなく、半調理された市販食品を使いこなすのも一つの方法。私のおすすめ市販食品は上の5つです。

76ページのコラムで、私のふだんの食事を紹介していますので、ぜひ参考にしてください。

Q ダイエット料理って手間がかかりそう。毎日忙しいし、時間もかけられません。

A ダイエット料理はシンプルでOK！ たいせつなのは食材の選び方です。

カロリーを自分でコントロールするには、自分で料理をするのがいちばんです。でも、手間をかける必要はありません。品数は少なくていいし、見た目も別に気にしなくていい。大事なのは、ダイエットに適した食材を選んで、自分の好きな食べ方を見つけることです。

味つけもシンプルでOK。複雑な調味料も必要ありませんが、スパイスや香味野菜を効かせるのはおすすめです。香りを感じて気持ちを満足させましょう。コッテリ味はごはんが進んで食べすぎてしまうのでダメですよ。

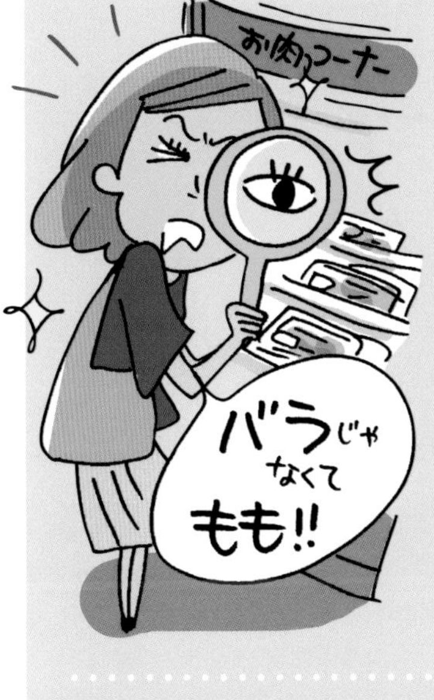

Q この本のレシピでもたいへんに感じます。

A ポイントを押さえれば手間は省いてOK！

ダイエットに関していえば、脂質（カロリー）にかかわるところは守ったほうがいいですね。鶏肉の皮をとり除くとか、使う肉の部位とか。同じ豚肉でも、もも肉とバラ肉ではまったく脂の量が異なります。

その他のところでめんどうに感じる手間は省いても問題はありません。もやしのひげ根はとらないとか、根菜の皮をむかずに使うとかは自由です。肉や魚介類は下処理ずみのものを買えば楽ですし、にんにくやしょうがのすりおろしはチューブを使ってかまいませんよ。

食べることはがまんしないでダイエットしたい！

唯一の楽しみといえば食べること！　それなのに、
食べることで制限しなくてはいけないのがとても憂うつです。
食事を楽しみながら、ダイエットできますか？

Q 甘いものやお酒の誘惑につい負けちゃいます。家族がいると、自分だけがまんするのはつらいです。

A **食べるときのルール**を決めておくと、コントロールしやすくなりますよ。

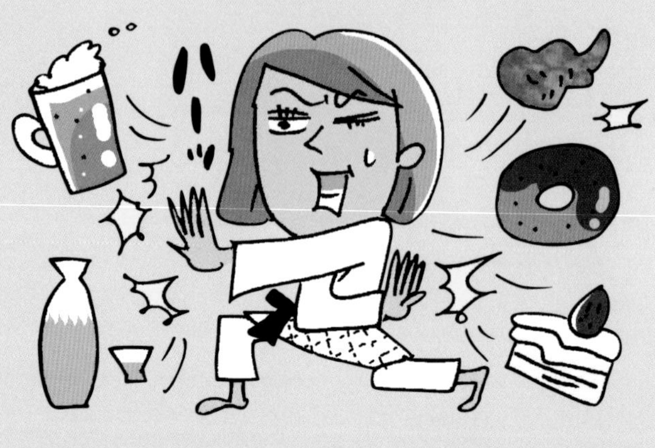

ついつい食べてしまうこと、私もよくあるんです。なので、甘いものは買わないのがいちばんですが、もし買ってしまった場合は手の届きにくいところに置きます。夫にお菓子を隠してもらって、食べるときは出してもらって、いっしょに食べることも。まったく食べないと決めてしまうと、人はますます「食べたい欲」が出てしまいます。「だれかといっしょなら食べてもいい」「日曜日だけは食べてもいい」などのルールを決めるのもいいと思います。

逆に、家族がいることで自分がダイエットしにくいということもあります。その場合は、家に1人でいるときの昼食をこの本の献立にしてみるとか、自分1人分は作りおきを利用しながら家族には別に作るとか、そんなやり方も一つですね。

ごはんの減らしすぎには注意！

糖質を気にして夜だけごはんを抜いたり、少ししか食べない人もいますが、過度な糖質制限は長く続きません。ストレスによる過食からリバウンドを引き起こすことや、ごはんを減らした分、油断してお菓子やお酒をとりすぎることもよくあります。ただし、お酒を飲むときやデザートを食べるときは、ごはんを減らさないとカロリーオーバーになるので注意しましょう。

Q 食べたいものを控えるのは、息が詰まりそうです。

A ダメなものより、**とるものに**意識を向けましょう。

ダイエットをするうえで、食べてNGなもの（食材）はありません。ダイエットでたいせつなのは、食べないことより食べること。筋肉を作るために必要な「たんぱく質」、食後血糖値の急上昇をおさえる「食物繊維」、体の代謝をスムーズにする「ビタミン」「ミネラル」。これらの体に必要かつ、足りなくなりやすいものをしっかりとることに意識を向けてください。

・「脂質」や「炭水化物（糖質）」も体に必要だが、現代の食生活においてはとりすぎになりやすい。

Q そんなに食べたつもりはないのに、太ったり、やせなかったりするのはなぜ？

A 食べたつもりのカロリーと、実際のカロリーはズレがあることも。**栄養計算のアプリ**で1度チェックしてみて。

食べたつもりはなくても、やっぱり食べすぎていることってよくあります。ダイエットでカロリーを意識することは大事ですが、細かい栄養計算までは必要ありません。私はスマホのアプリを利用していますが、自分で入力するときも大体の数値ですし、外食のときはアプリにある市販品のデータを代用することもあります。意外な発見もあるので、1週間だけでも試してみる価値はあります。

また、生理前は体重が増えやすい（減りにくい）ものですが、私はその時期はおおらかにとらえてとり組むようにしていましたよ。

自分が使いやすいアプリを

いろいろなタイプのアプリがありますが、料理のデータが充実していたり、撮影した料理の写真から栄養計算をしてくれるアプリを使いこなす人も多いようですね。私の場合は大体とはいえ、できるだけ正確に栄養計算をしたいので、食品数が豊富で機能がシンプルなものが使いやすいです。

お役立ちアプリの例

● **FatSecretのカロリーカウンター**
食品が豊富で使い勝手がシンプルなので栄養計算しやすい。

● **カロママ**
食事写真を撮るだけでＡＩ管理栄養士がアドバイス（無料）。

「栄養計算」または「ダイエット」 **検索**

この本の使い方

～こんなときは、この章へ～

1食分の量をつかむ ▶▶▶ PART 1/PART 6

成人女性で、ダイエットを考える(＝あまり運動していない)人なら、推定エネルギー必要量は1700～1800kcalといったところでしょう。１食あたりの目安を500kcal前後にすれば、多くのかたはやせるはずです。本書のPART１やPART６の献立を作ってみて、食べた感覚とカロリーの量をつかんでみてください。いつもよく食べている人は、いかに自分が食べすぎているかを実感できるでしょう。

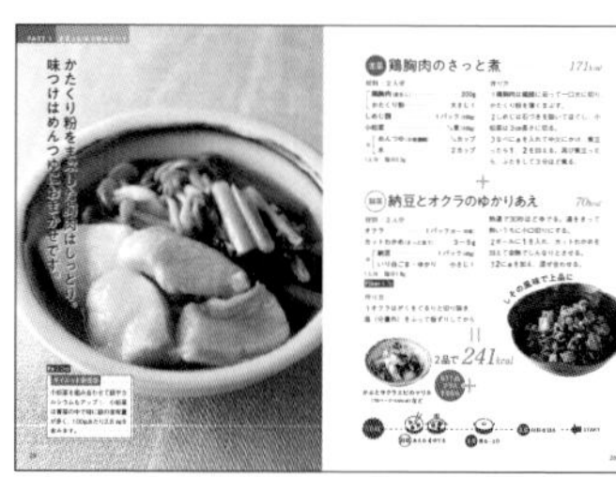
鶏胸肉のさっと煮
納豆とオクラのゆかりあえ

PART1

300kcal前後になる主菜と副菜の組み合わせを紹介。ごはん１杯と合わせれば500kcal台に。

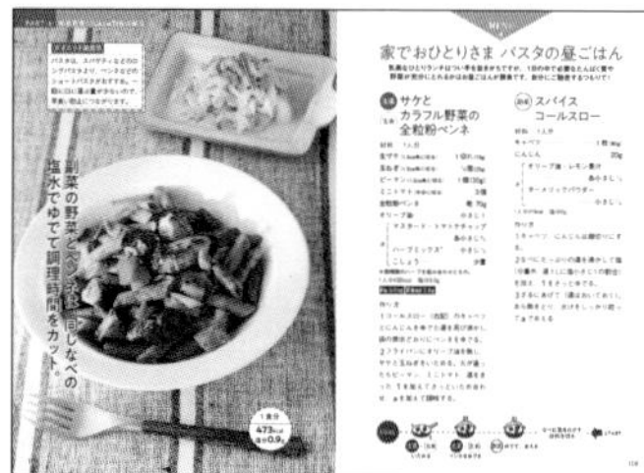
家でおひとりさま パスタの昼ごはん

PART6

パンやパスタ、お弁当、どんぶりなどいろいろなスタイルの献立を紹介。こちらも500kca前後。

主菜と副菜のバリエーションを増やす ▶▶▶ PART 3/PART 4

食事は毎日続いていくもの。いくらダイエットのためとはいえ同じ献立のくり返しでは飽きてしまいます。いろいろな食材を使って、その季節にぴったりの料理を食べてダイエットできれば楽しいですよね。

PART３では、ボリューム感や満足度を重視した肉＆魚介の主菜を、PART４では手軽に作れる副菜をご紹介します。組み合わせるときは、主菜と副菜で300kcal前後になるかどうかを目安にしてください。

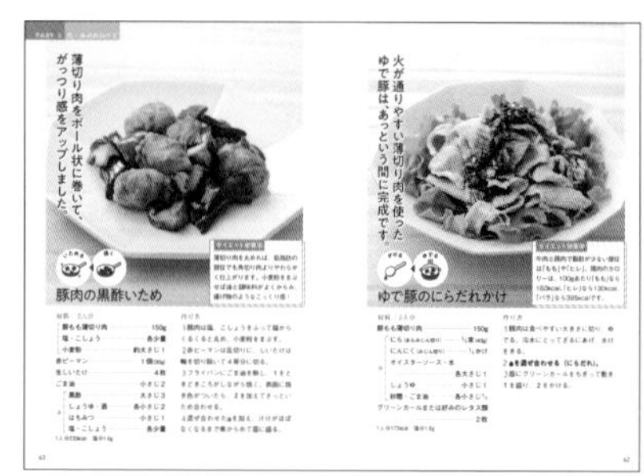
豚肉の黒酢いため
ゆで豚のにらだれかけ

PART3

PART4

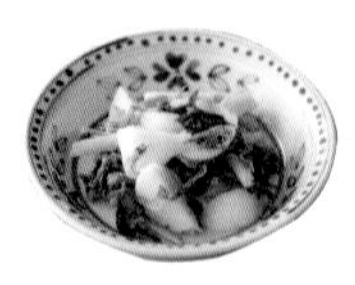

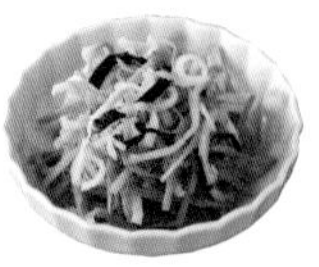

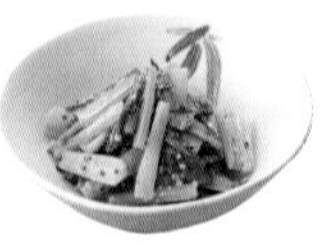

作りおきおかずをとり入れる ▶▶▶ PART 2/PART 4

日もちのするおかずをまとめて作りおきしておくと、時間がないときの食事づくりに重宝します。

PART２では、低脂肪かつ高たんぱく質な肉や大豆のほか、食物繊維が豊富な野菜、きのこ、海藻をとれる作りおきおかずや、おかずの「もと」をご紹介。また、PART４の副菜のうち、作りおきできるおかずには印をつけました。

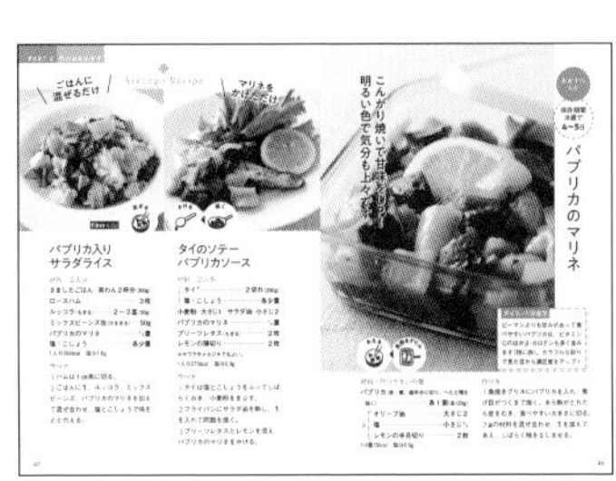

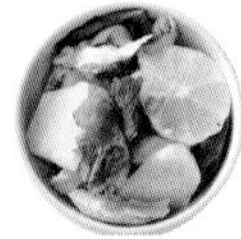

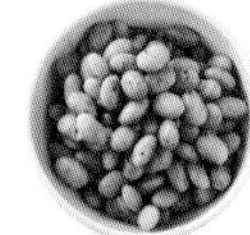

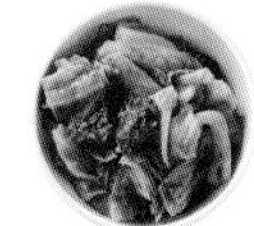

スープで腹もちをよくする ▶▶▶ PART 5

PART５でご紹介するのはスープ（汁物）です。具だくさんのスープは、汁物とおかず（主菜、副菜）を兼ねます。ごはんかパンの主食を添えれば、忙しいときの1食として成り立ちます。しかも、スープは切って煮るだけでむずかしいポイントはありません。腹もちもよいので、主食や主菜を減らしたことによる「がまん感」の強い人におすすめです。

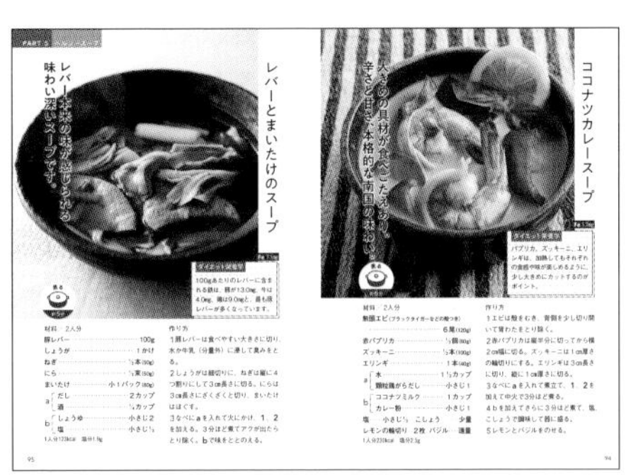

ダイエット中に不足しやすい栄養素をしっかりとろう！

Ca カルシウム
骨の健康に不可欠な栄養素。やせている人は骨粗鬆症のリスクが高いと知られていますが、年齢問わずしっかりとって元気にダイエット！

Fe 鉄
鉄はなかなか充分にとるのがむずかしい栄養素。食べる量を減らしたら意識してとるように心がけて。特に月経のある女性は要注意です。

Fiber 食物繊維
ダイエットで食べる量が減ると、便秘に陥りがち。食物繊維をしっかりとって、しっかり出す習慣を。生活習慣病予防にもつながります。

本書では、これらの栄養素がしっかりとれる料理（１人分でCaは100㎎以上、Feは1.5㎎以上、Fiberは３ｇ以上）にマークを入れています。レシピを選ぶ際の参考にしてください。

CONTENTS

PART 3 満足度高し！肉・魚介のおかず …… 61

PART 4 バリエを増やそう！野菜のおかず …… 77

PART 5 ボリューム満点ヘルシースープ …… 89

PART 6 スタイルいろいろ! 栄養充実500kcal前後の献立 ……101

column 牛尾さんに聞きました!

本書のきまり

●レシピの分量は2人分を基本としています。1人分を作るときは、材料を半量にします。ただし、煮物などのときは煮汁の水分を少し多めにして調整してください。

●レシピにはおもな調理法を示しています。

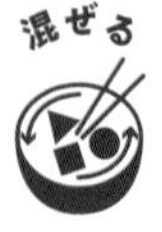

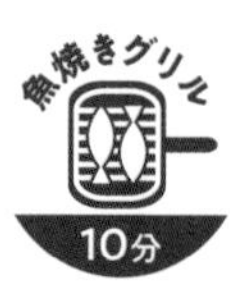

●食品(肉、魚介、野菜、果物など)の重量は特に表記のない場合は、すべて正味重量です。正味重量とは、皮、骨、殻、芯、種など、食べない部分を除いた、実際に口に入る重量のことです。

●1カップ=200㎖、大さじ1=15㎖、小さじ1=5㎖です。

●塩は小さじ1=5gのものを使用しました。

●だしは特に記載のない限り、こんぶとカツオでとった和風だしを使用しています。市販のだしの素を使用する場合は、パッケージの表示どおりに薄めてお使いください。

●電子レンジは600Wのものを使用しました。加熱時間は目安です。お使いの機種に合わせて加減してください。

●塩分とは、ナトリウムの量を食塩に換算した食塩相当量を指します。

PART 1

主菜＆副菜
がんばらない！
300kcal前後の組み合わせ

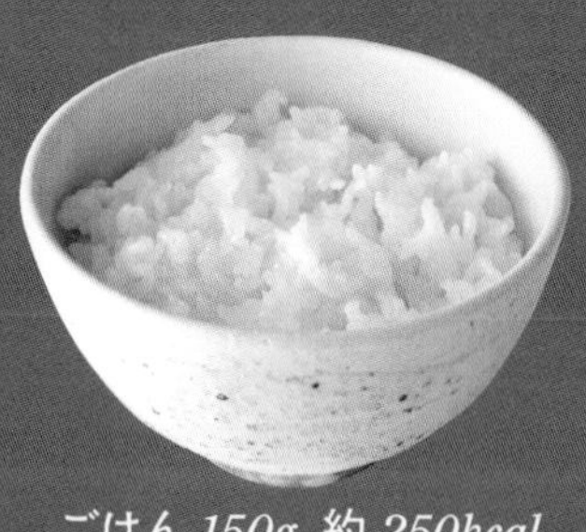
ごはん 150g 約 250kcal

＋

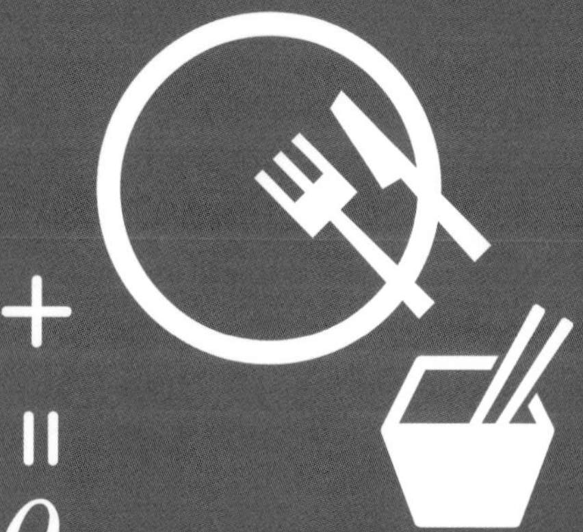

＝

500kcal 台

品数は少なくてよし！

ダイエット料理はシンプルがいちばん。
主食がごはんなら、主菜＋副菜＝300kcal前後を目安にします。
ごはん1杯と合わせても1食500kcal台に収まり、
食べすぎる心配がありません。

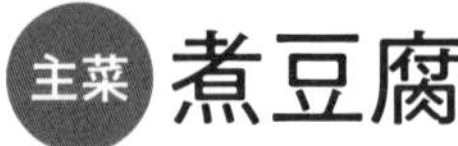

主菜 煮豆腐　149kcal

材料／2人分

もめん豆腐（横半分に切り、厚みを半分に切る）……1丁（300g）
生しいたけ（半分に切る）……1パック（100g）
ねぎ（斜め薄切り）……½本（50g）
a［しょうゆ・酒・砂糖……各大さじ1
　オイスターソース・ナンプラー……各大さじ½

1人分　塩分1.9g

作り方

1 豆腐はキッチンペーパーで包んで軽くおさえ、しっかりと水けをきる。

2 フライパン（またはなべ）に1、しいたけ、ねぎ、aを入れて、ひたひたに水を加える。落としぶたをして、中火で10分ほど煮汁が少なくなるまで煮含める。

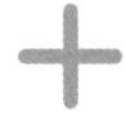

副菜 トマトツナめかぶ　59kcal

材料／2人分

トマト（一口大に切る）……小2個（300g）
ツナ水煮缶……1缶（70g）
めかぶ……2パック（70g）
いり白ごま……少量

1人分　塩分0.4g

作り方

トマトを器に盛り、ツナを缶汁ごと加え、めかぶをのせてごまをふる。

切って盛るだけの簡単さ

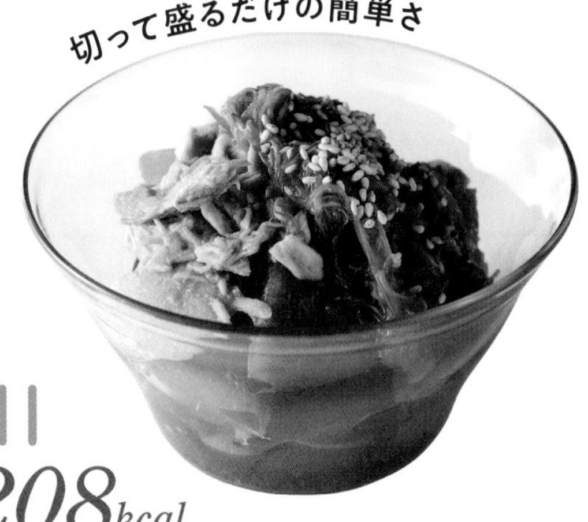

＝

2品で208kcal

もう1品プラスするなら＋

さつま芋と糸かんてんのみそ汁（97ページ・104kcal）など

START ← 主菜 材料を切る

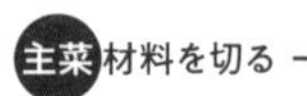
主菜 煮る・10分

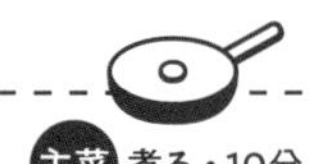

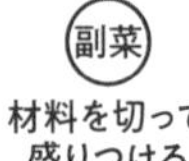
副菜 材料を切って盛りつける

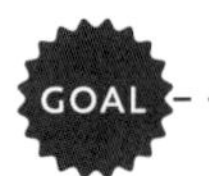

オイスターソース＆ナンプラーの力で、10分煮るだけでしっかり味の煮豆腐に。

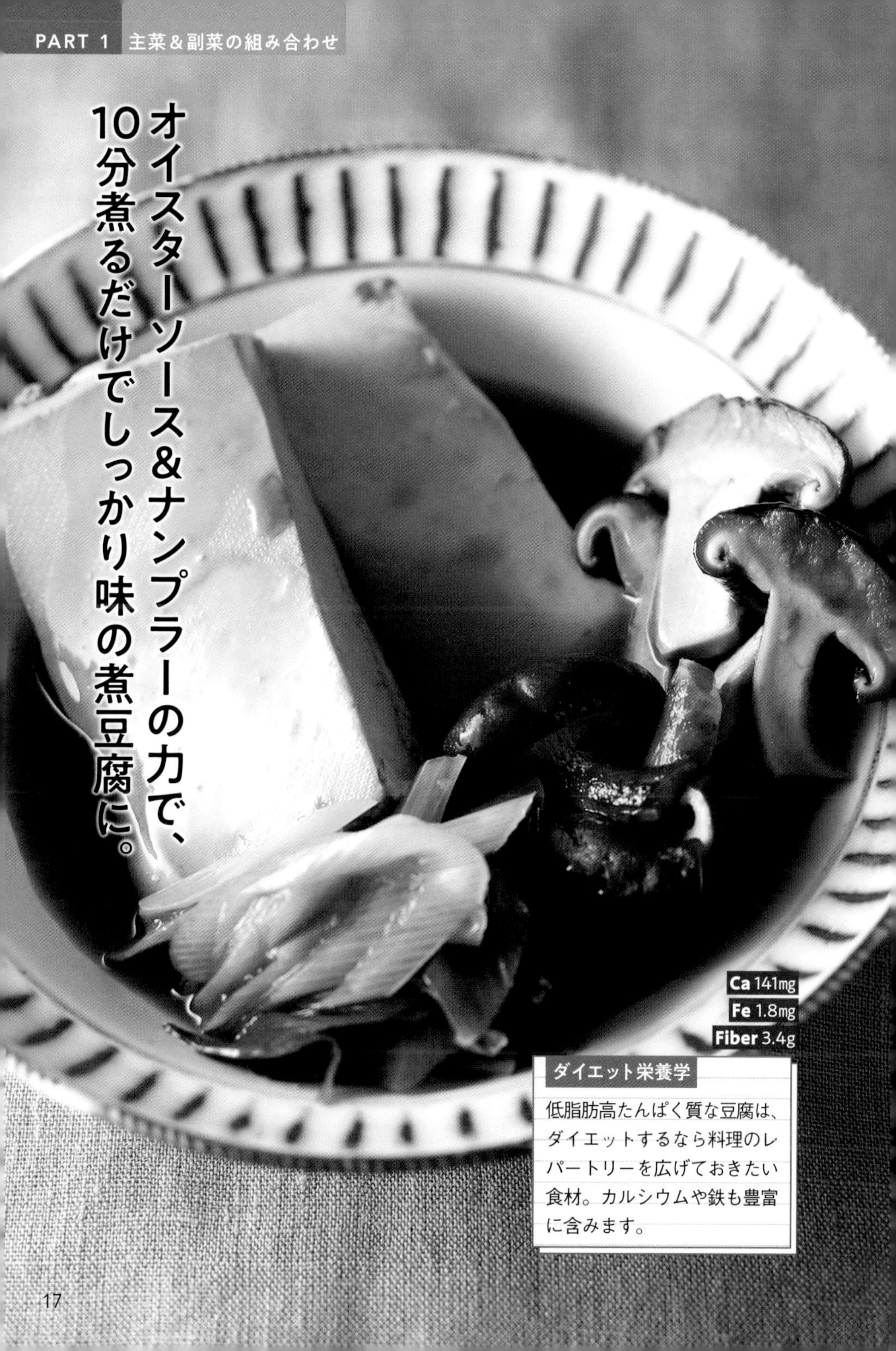

Ca 141mg
Fe 1.8mg
Fiber 3.4g

ダイエット栄養学

低脂肪高たんぱく質な豆腐は、ダイエットするなら料理のレパートリーを広げておきたい食材。カルシウムや鉄も豊富に含みます。

主菜 アサリ缶の台湾風オムレツ…248kcal

材料／２人分

アサリ水煮缶……１缶(130g)

a
- 水……¼カップ
- かたくり粉……大さじ２

b
- とき卵……３個分
- 塩・こしょう……各少量

豆苗(３cm長さに切る)……１パック(100g)

ごま油……小さじ１

1人分　塩分1.2g

作り方

1 アサリは缶汁ごとボールに入れ、aを加えて混ぜる。

2 bを別のボールでよく混ぜ合わせる。

3 フライパンにごま油を熱し、中火で豆苗をいためる。しんなりとなったら1を流し入れ、30秒ほどそのまま加熱する。ざっと混ぜ合わせ、2を流し入れる。全体をかき混ぜて半熟状にし、片側に寄せて折り返しながら半月状にまとめる。

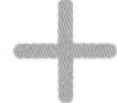

副菜 きゅうりとちくわのキムチあえ……64kcal

材料／２人分

きゅうり……１本(100g)

ちくわ……２本(70g)

キムチ……60g

しょうゆ……小さじ¼

1人分　塩分1.5g

作り方

1 きゅうりとちくわは乱切りにする。

2 1にキムチ、しょうゆを加えてあえる。

キムチであえるだけ

＝

2品で312kcal

GOAL
副菜 材料を切ってあえる

主菜 焼く
主菜 材料を切る

START

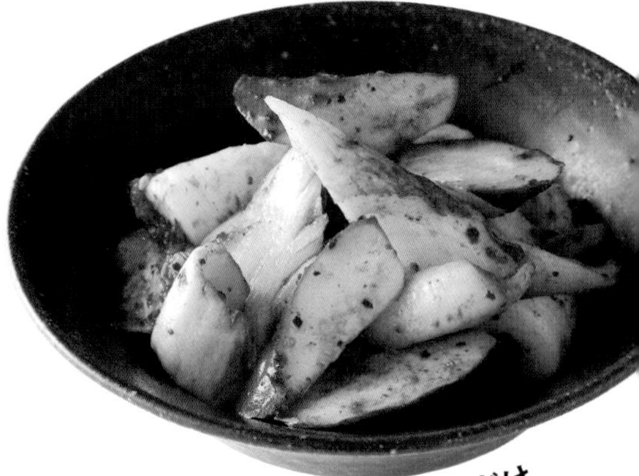

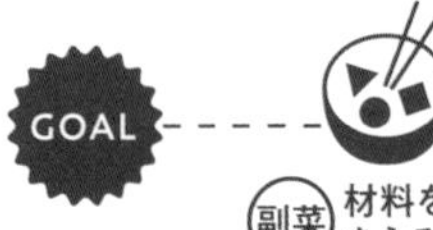

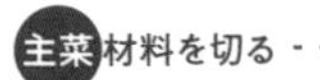

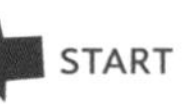

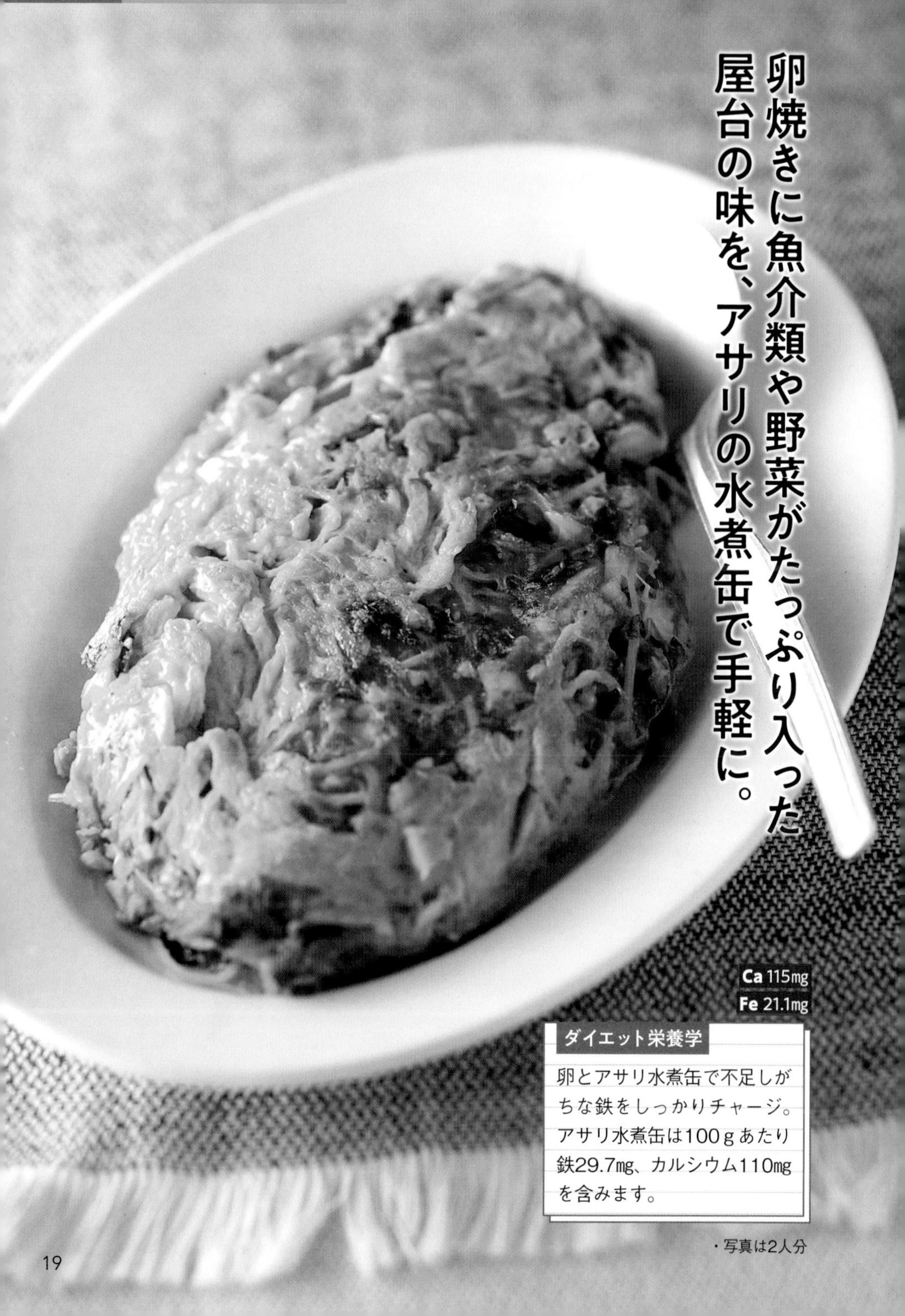

卵焼きに魚介類や野菜がたっぷり入った屋台の味を、アサリの水煮缶で手軽に。

Ca 115mg
Fe 21.1mg

ダイエット栄養学

卵とアサリ水煮缶で不足しがちな鉄をしっかりチャージ。アサリ水煮缶は100gあたり鉄29.7mg、カルシウム110mgを含みます。

・写真は2人分

主菜 サラダチキンガパオ風 …… 207kcal

材料／２人分

サラダチキン（21ページ）…… 150g
赤パプリカ …… ½個（60g）
紫玉ねぎ …… ½個（100g）
サクラエビ …… 乾７g
バジル …… 10枚
a［オイスターソース・ナンプラー …… 各小さじ½］
温泉卵 …… ２個

1人分　塩分1.3g

作り方

1 サラダチキン、赤パプリカは１㎝角の角切りに、紫玉ねぎは半分に切ってから薄切りにする。

2 1にサクラエビ、ちぎったバジル、aを加えてさっと混ぜる。

3 器に2を盛り、温泉卵を割りのせる。

・温泉卵の代わりに目玉焼きをのせてもよい。

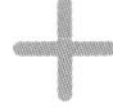

汁物 セロリとエリンギのスープ …… 13kcal

材料／２人分

セロリ …… ½本（50g）
エリンギ …… １本（50g）
a［顆粒鶏がらスープ …… 小さじ½／水 …… ２カップ／カレー粉 …… 小さじ¼］
b［しょうゆ …… 小さじ½／塩 …… 小さじ⅓／こしょう …… 少量］

1人分　塩分1.4g

作り方

1 セロリは斜め薄切りにし、葉は１㎝長さに切る。エリンギは半分に切ってから薄切りにする。

2 なべにaを入れて温め、1を加えて3分ほど煮たら、bで味をととのえる。

＝ 2品で220kcal

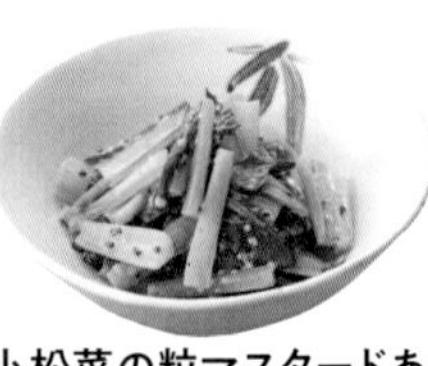

小松菜の粒マスタードあえ（82ページ・40kcal）など

もう１品プラスするなら ＋

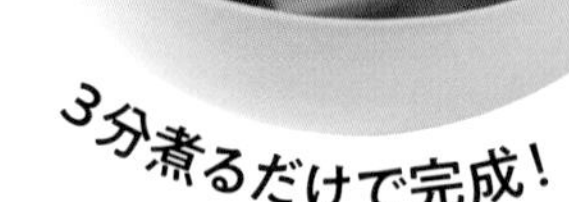

3分煮るだけで完成！

材料を切って盛りつける

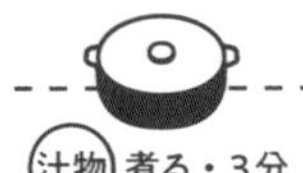
汁物 煮る・3分

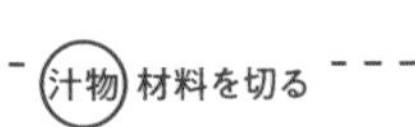
汁物 材料を切る

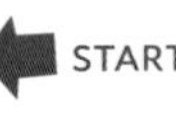

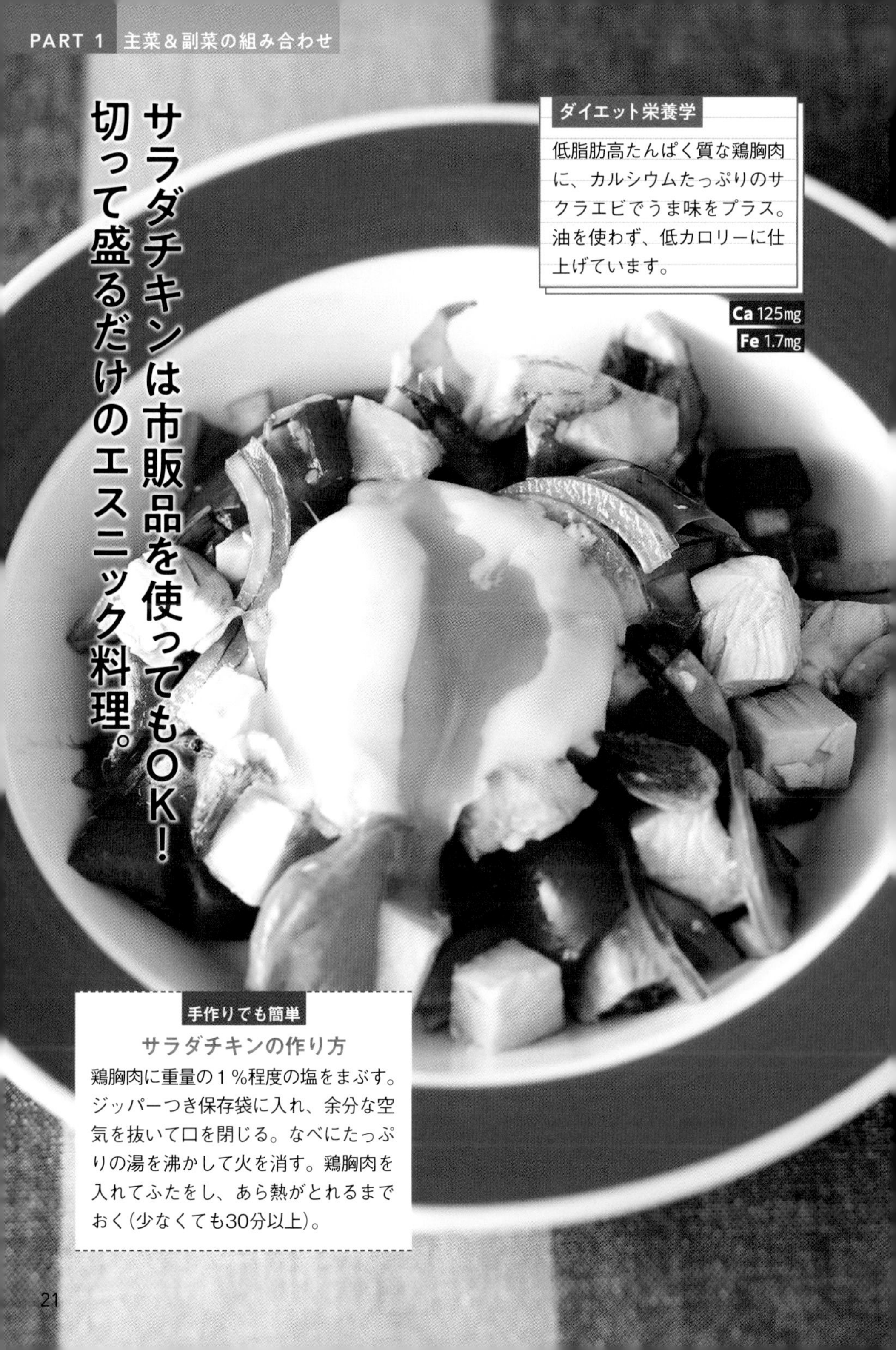

サラダチキンは市販品を使ってもOK！切って盛るだけのエスニック料理。

ダイエット栄養学

低脂肪高たんぱく質な鶏胸肉に、カルシウムたっぷりのサクラエビでうま味をプラス。油を使わず、低カロリーに仕上げています。

Ca 125mg
Fe 1.7mg

手作りでも簡単

サラダチキンの作り方

鶏胸肉に重量の１％程度の塩をまぶす。ジッパーつき保存袋に入れ、余分な空気を抜いて口を閉じる。なべにたっぷりの湯を沸かして火を消す。鶏胸肉を入れてふたをし、あら熱がとれるまでおく（少なくても30分以上）。

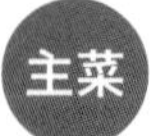

主菜 塩ザケと大豆の煮物 …… 308kcal

材料／２人分

甘塩ザケ ……………… ２切れ（160g）
こんぶ ………………… 15cm角１枚
蒸し大豆 ……………… １パック（100g）
しいたけ ………… １パック（６～８枚）
さやえんどう（筋をとり除く）……… 10枚
みりん …………………… 大さじ１
しょうゆ ………………… 小さじ１

1人分　塩分2.8g

作り方

1 こんぶは１cm幅に切り、なべに水２カップとともに入れて、10分ほどおく。

2 塩ザケは一口大に、しいたけは半分に切り、大豆といっしょに**1**に加える。しょうゆ、みりんを加え、落としぶたをして中火で５分ほど煮る。

3 さやえんどうを加え、さらに５分ほど煮る。

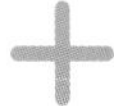

副菜 究極の塩ゆでブロッコリー …… 31kcal

材料／２人分

ブロッコリー ……………… ⅔株（200g）
にんにく（半分に切る）…………… １かけ

1人分　塩分0.5g

Fiber 4.1g

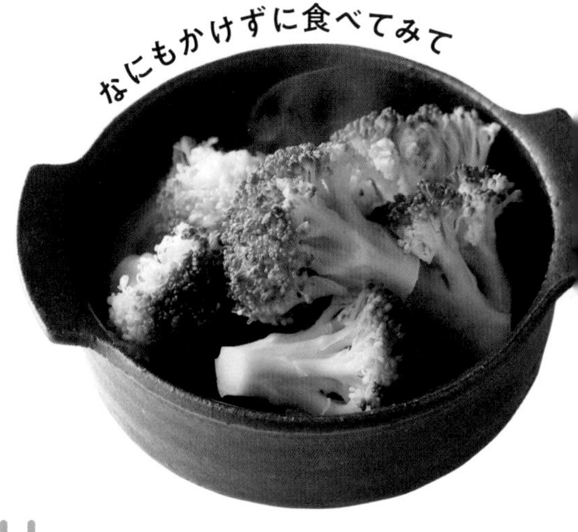

作り方

1 ブロッコリーは小房に分け、大きめの房は半分に切る。

2 なべに水、にんにくを入れて強火にかける。煮立ったら塩（分量外：湯1Ｌに大さじ１弱の割合）を加える。

3 ①を加え、再び煮立ったら1分30秒ほどゆでる。ざるにあげて湯をきる。

＝

２品で 339kcal

副菜 材料を切ってゆでる

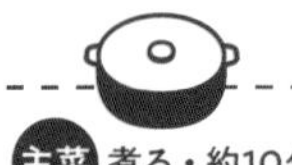

主菜 煮る・約10分

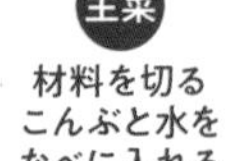

主菜 材料を切る こんぶと水をなべに入れる

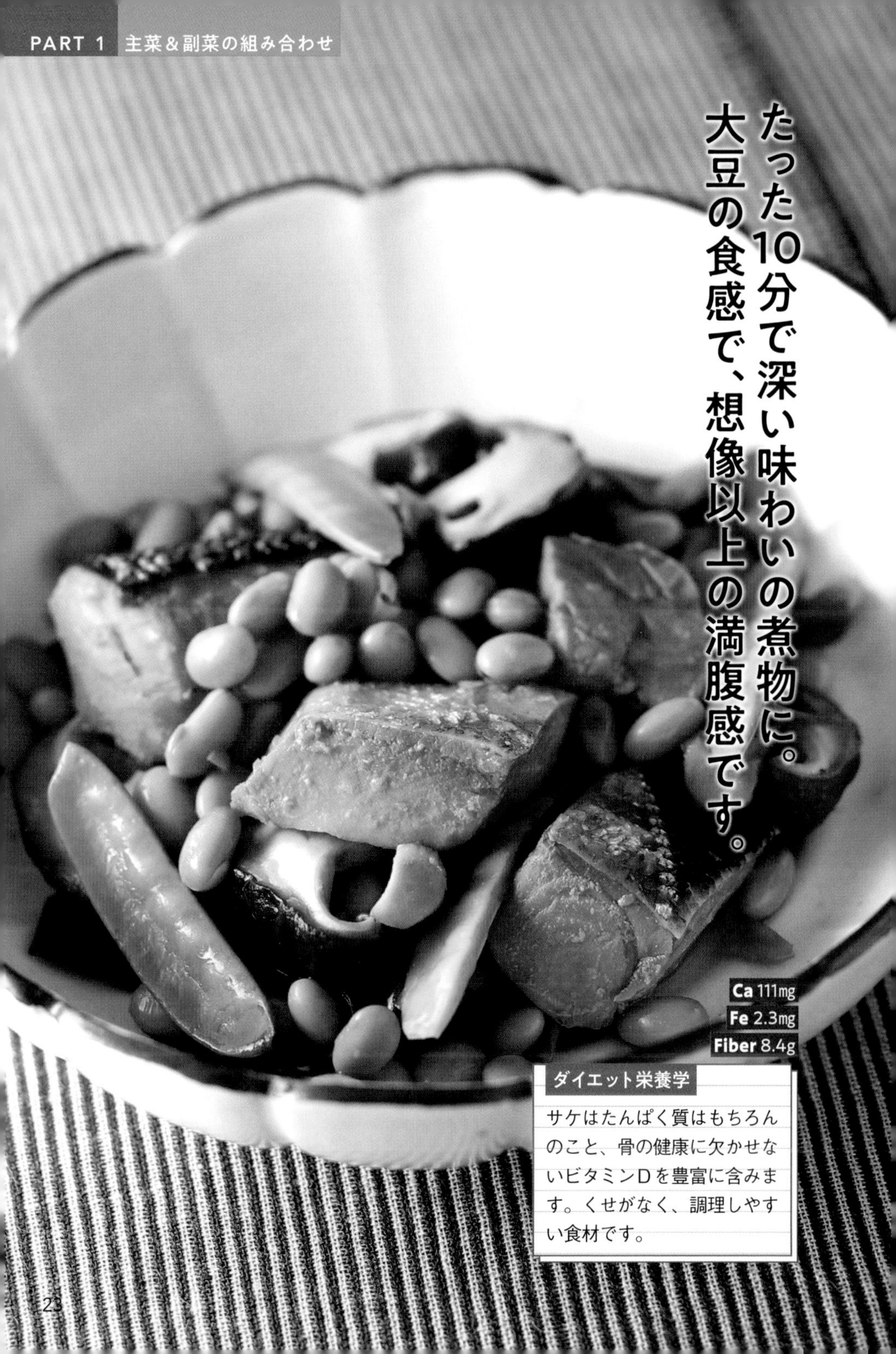

たった10分で深い味わいの煮物に。大豆の食感で、想像以上の満腹感です。

Ca 111mg
Fe 2.3mg
Fiber 8.4g

ダイエット栄養学

サケはたんぱく質はもちろんのこと、骨の健康に欠かせないビタミンDを豊富に含みます。くせがなく、調理しやすい食材です。

主菜 豚肉と豆腐の包み焼き カレー塩麹味

……………… *266kcal*

材料／２人分

豚ロース肉(しょうが焼き用薄切り肉)
……………………………… ４枚(120g)
もめん豆腐(1.5cm幅に切る) ………… ½丁
キャベツ(ざくざくと切る) …… 2枚(150g)
ミニトマト(へたをとり除く)………… ６個
a［塩麹 ……………………… 大さじ２
　 カレー粉……………………… 小さじ½

1人分　塩分2.1g

作り方

1 豆腐はキッチンペーパーで包んで軽くおさえ、しっかりと水けをきる。豚肉は筋に切り込みを入れる。

2 30cm四方のアルミ箔(はく)２枚に、それぞれキャベツ、豆腐をのせ、豚肉を広げてトマトを添える。**a**をかけ、アルミ箔でふんわりと包む。

3 オーブントースターで10〜15分焼く。

副菜 ほうれん草のカテージチーズあえ

……………… *40kcal*

材料／２人分

ほうれん草………………… ⅔束(200g)
a［カテージチーズ ……………… 40g
　 塩 ………………… ひとつまみ(0.2g)
　 しょうゆ…………………… 小さじ½

1人分　塩分0.5g

作り方

1 ほうれん草は熱湯で色よくゆで、水にさらしてから絞り、３cm長さに切る。

2 **1**に**a**を加えてあえる。

チーズとしょうゆが好相性

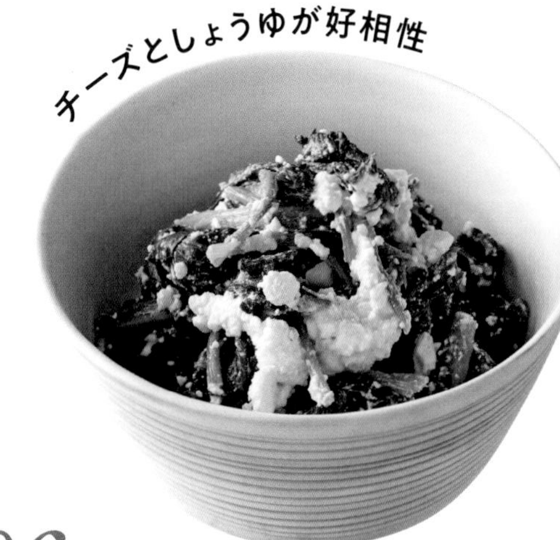

＝

２品で *306kcal*

GOAL

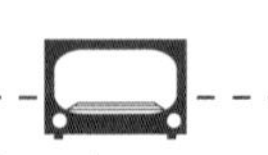

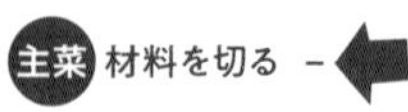

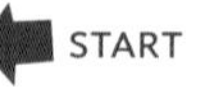

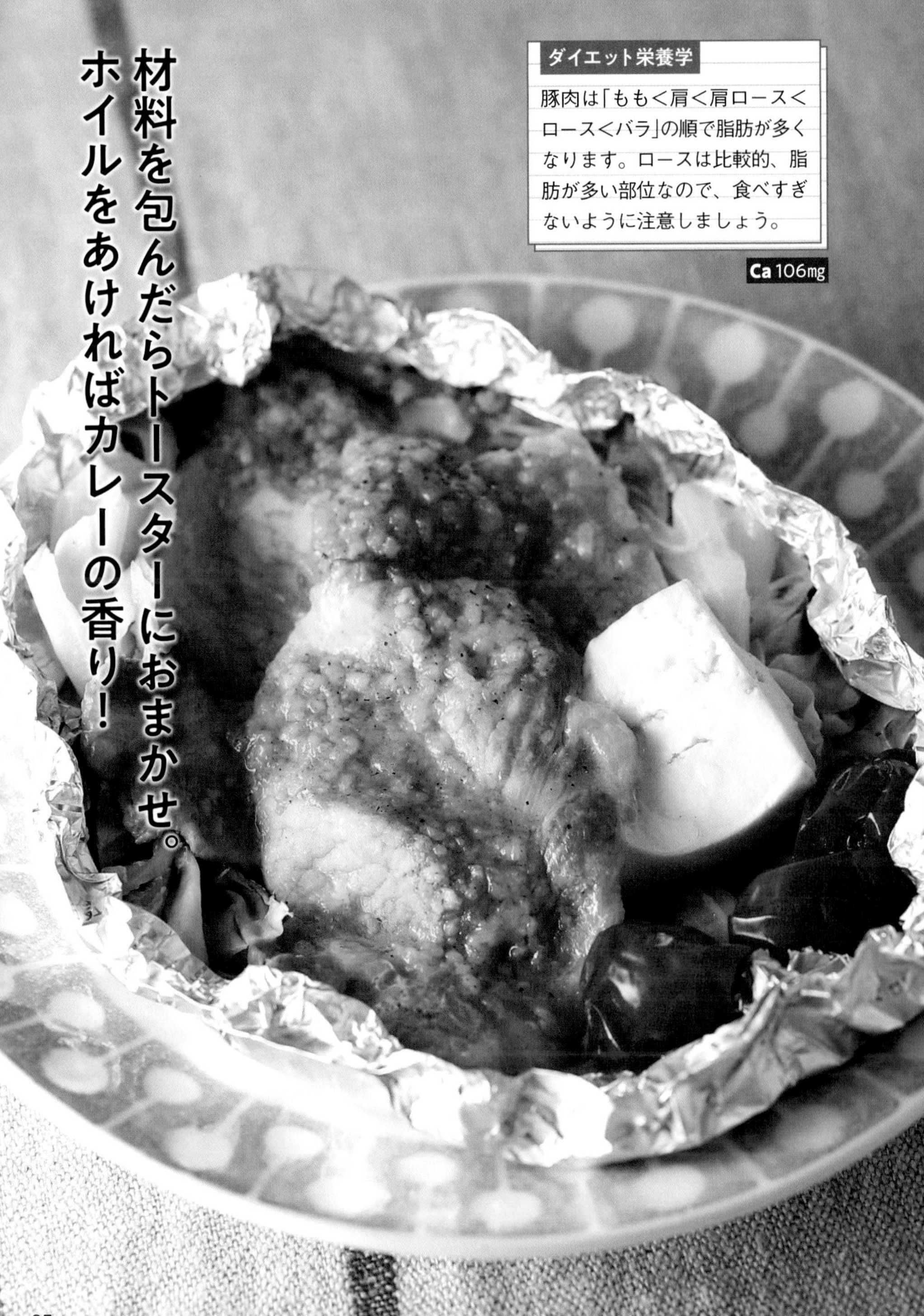

材料を包んだらトースターにおまかせ。ホイルをあければカレーの香り！

ダイエット栄養学

豚肉は「もも＜肩＜肩ロース＜ロース＜バラ」の順で脂肪が多くなります。ロースは比較的、脂肪が多い部位なので、食べすぎないように注意しましょう。

Ca 106mg

主菜 マグロのごちそうサラダ 187kcal

材料／2人分

マグロ(赤身)の刺し身……180g
紫玉ねぎ……½個(100g)
レタス……小⅓玉(120g)
［にんじん……⅓本(50g)
　ごまドレッシング(市販品)……大さじ2］
塩・こしょう……各少量

1人分　塩分0.9g

作り方

1 紫玉ねぎは薄切りに、レタスは細切りにする。合わせて水にさらし、しっかりと水けをきる。
2 にんじんはすりおろし、ごまドレッシングと混ぜ合わせる。
3 器に**1**を盛り、マグロをのせる。塩、こしょうをふり、**2**をかける。

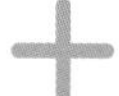

汁物 腹持ちトマトのスープ 128kcal

材料／2人分

トマト(角切り)……小1個(150g)
牛ひき肉(赤身)……60g
キドニービーンズ水煮缶……½缶(50g)
水……2カップ
a［塩……小さじ⅓
　こしょう……少量
　しょうゆ……小さじ½］
パセリ(みじん切り、乾燥でも可)……適量

1人分　塩分1.1g

Fiber 3.7g

作り方

1 なべを中火で熱し、ひき肉を入れていためる。肉の色が変わったら、トマト、キドニービーンズ、水を加えてふたをし、中火で5分ほど煮る。
2 **a**で味をととのえて器に盛り、パセリを散らす。

・好みでカレー粉を少し加えてもよい。

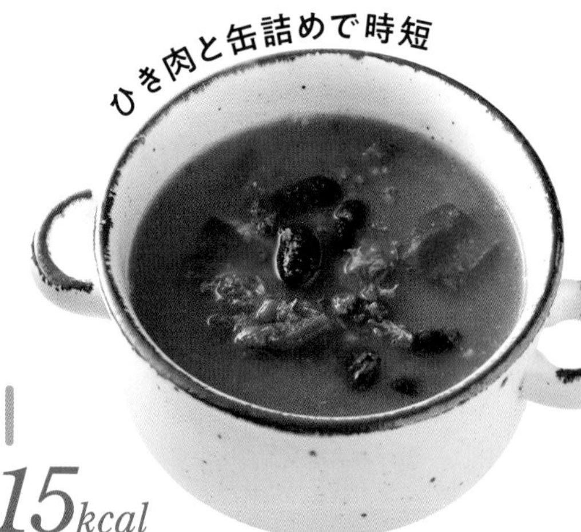

ひき肉と缶詰めで時短

＝

2品で 315kcal

START ← 汁物 材料を切る

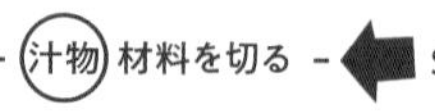
汁物 煮る・5分

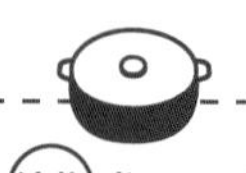
主菜 材料を切る ドレッシングを作る

主菜 ドレッシングをかける

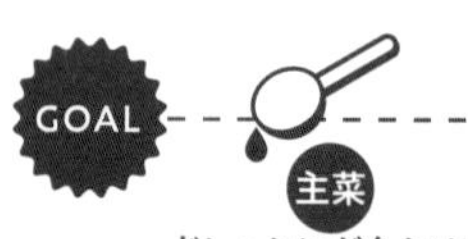

刺し身があれば、サラダも豪華に。ひとくふう加えたドレッシングが美味。

ダイエット栄養学

市販のドレッシング+にんじんのすりおろしで、手軽にβ-カロテンをアップ！　ドレッシングが流れ落ちないので、最後までおいしく食べられます。

Fe 2.2mg

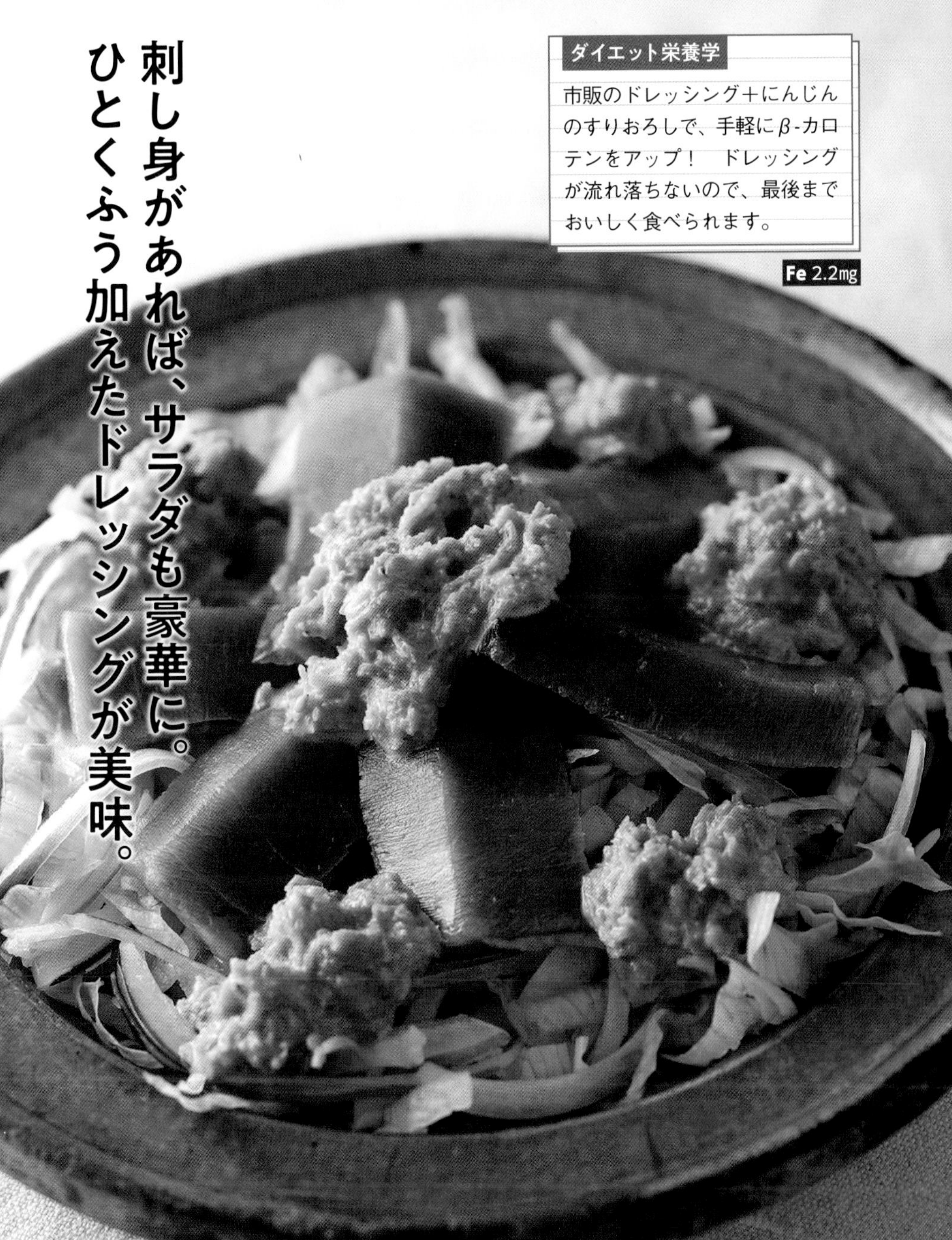

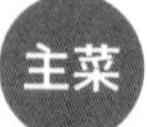

主菜 鶏胸肉のさっと煮 171kcal

材料／２人分

- 鶏胸肉（皮なし）……………… 200g
- かたくり粉……………… 大さじ１

しめじ類……………… １パック（100g）

小松菜……………… ⅓束（100g）

a
- めんつゆ（３倍濃縮）……… ¼カップ
- 水……………… ２カップ

1人分　塩分2.5g

作り方

1 鶏胸肉は繊維に沿って一口大に切り、かたくり粉を薄くまぶす。

2 しめじは石づきを除いてほぐし、小松菜は３㎝長さに切る。

3 なべに**a**を入れて中火にかけ、煮立ったら**1**、**2**を加える。再び煮立ったら、ふたをして３分ほど煮る。

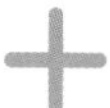

副菜 納豆とオクラのゆかりあえ 70kcal

材料／２人分

オクラ……………… １パック（8～10本）

カットわかめ（さっと洗う）……… 3～5g

a
- 納豆……………… １パック（40g）
- いり白ごま・ゆかり…… 小さじ１

1人分　塩分1.8g

Fiber 4.7g

作り方

1 オクラはがくをぐるりと切り除き、塩（分量外）をふって板ずりしてから熱湯で30秒ほどゆでる。湯をきって熱いうちに小口切りにする。

2 ボールに**1**を入れ、カットわかめを加えて余熱でしんなりとさせる。

3 **2**に**a**を加え、混ぜ合わせる。

しその風味で上品に

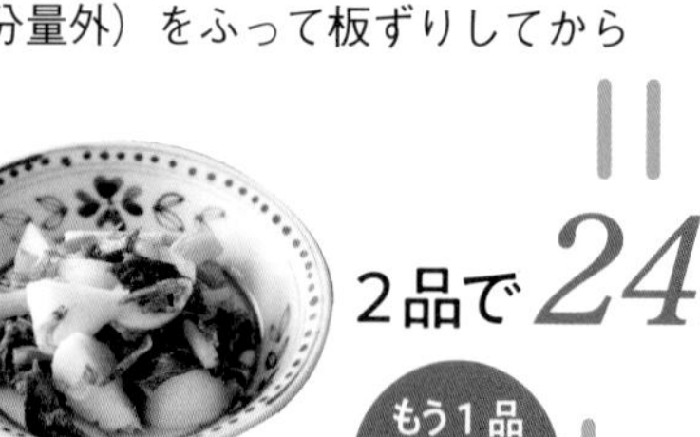

＝ 2品で241kcal

もう１品プラスするなら ＋

かぶとサクラエビのマリネ（78ページ・44kcal）など

START
主菜 材料を切る
主菜 煮る・3分
ゆでる
副菜 あえる
GOAL

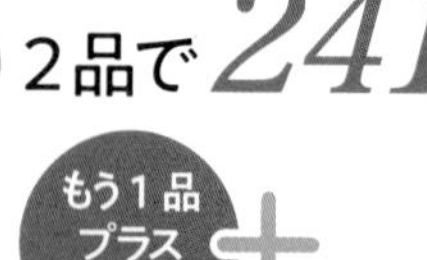

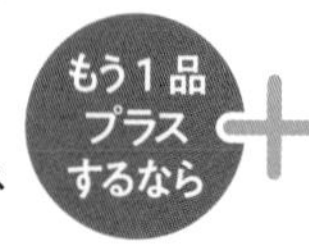

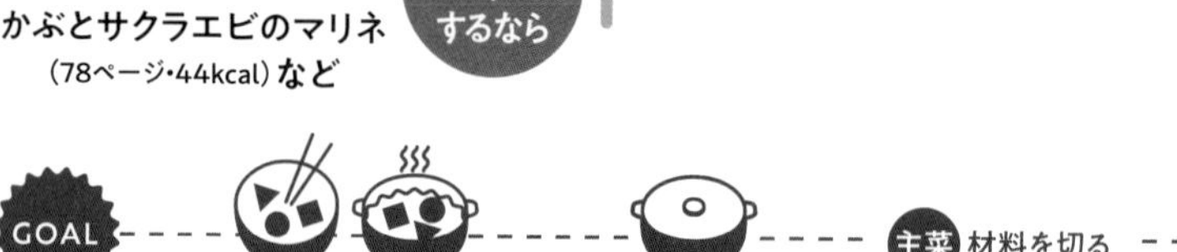

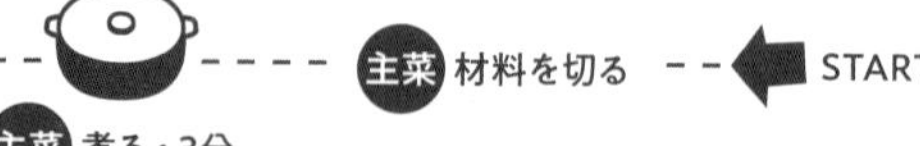

かたくり粉をまぶした胸肉はしっとり。
味つけはめんつゆにおまかせです。

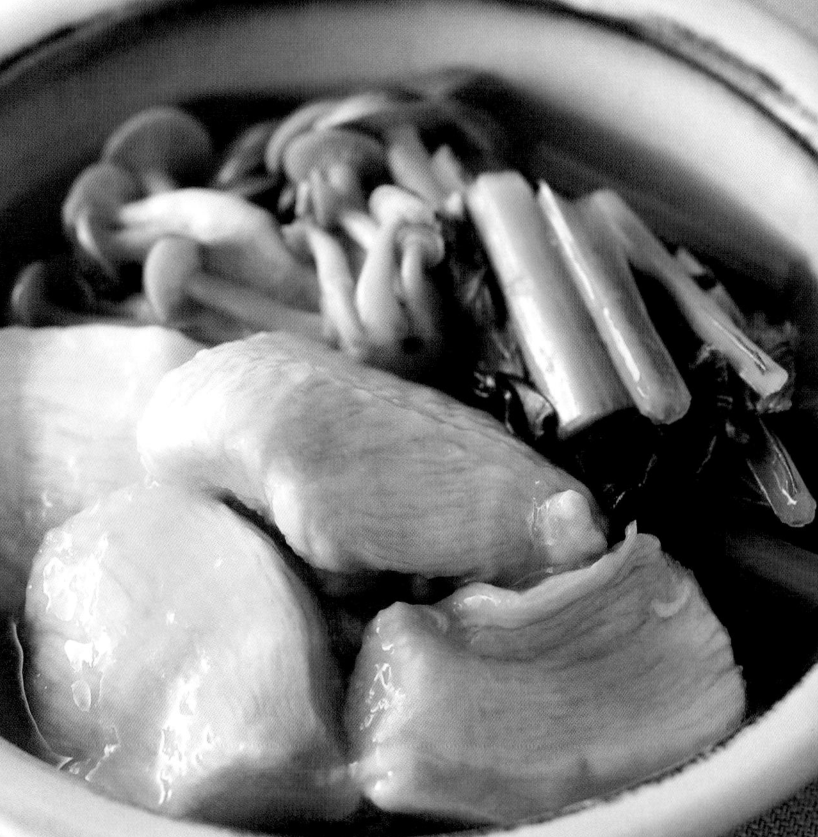

Fe 2.2mg

ダイエット栄養学

小松菜を組み合わせて鉄やカルシウムもアップ！　小松菜は青菜の中で特に鉄の含有量が多く、100gあたり2.8 mgを含みます。

主菜 イワシのかば焼き缶とトマトのグリル

……………… *174kcal*

材料／２人分

イワシのかば焼き缶 ……… １缶(100g)
トマト(一口大に切る) ……… 小１個(150g)
カテージチーズ ………………… 100g
あらびき黒こしょう ……………… 少量

1人分　塩分1.2g

作り方

イワシは軽くくずして耐熱皿に入れる。トマト、カテージチーズをのせてこしょうをふり、オーブントースターで5分焼く。

＋

副菜

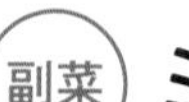

ミックス豆のサラダ

……………… *112kcal*

材料／２人分

ミックスビーンズ缶 ……… １缶(100g)
紫玉ねぎ ………………… ½個(100g)
サラダほうれん草(またはルッコラ) ……………… 50g

a
- オリーブ油・レモン果汁 ……………… 各小さじ１
- 塩 ……………… 小さじ¼
- こしょう ……………… 少量

1人分　塩分0.9g

Fiber 5.5g

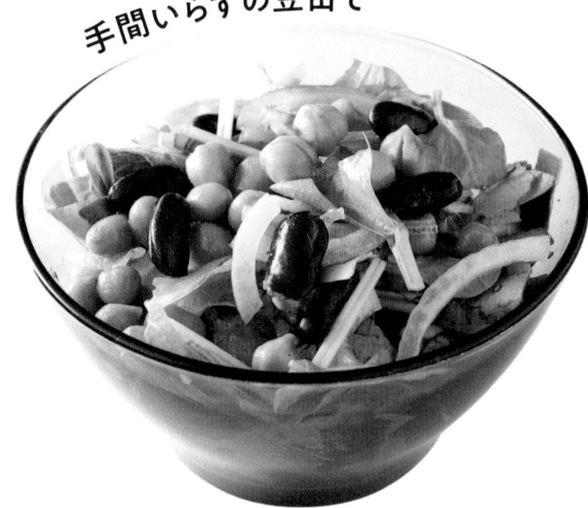

手間いらずの豆缶で

作り方

1 紫玉ねぎは繊維を断つように薄切りにし、サラダほうれん草は３㎝長さに切る。

2 1、ミックスビーンズを**a**であえる。

＝

2品で *286kcal*

GOAL
副菜 材料を切ってあえる

主菜 トースター・約5分

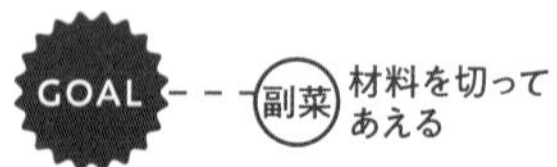

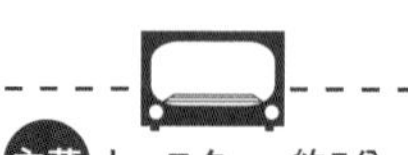

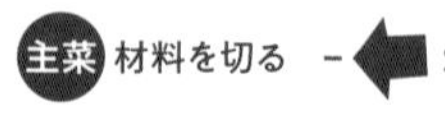

START

かば焼き缶だから味つけいらず。トースターに入れたら5分で完成です。

ダイエット栄養学

カテージチーズは、チーズの中ではダントツに低カロリーです。脱脂乳が原料なので、低脂肪でありながらたんぱく質やカルシウムを多く含みます。

Ca 219㎎

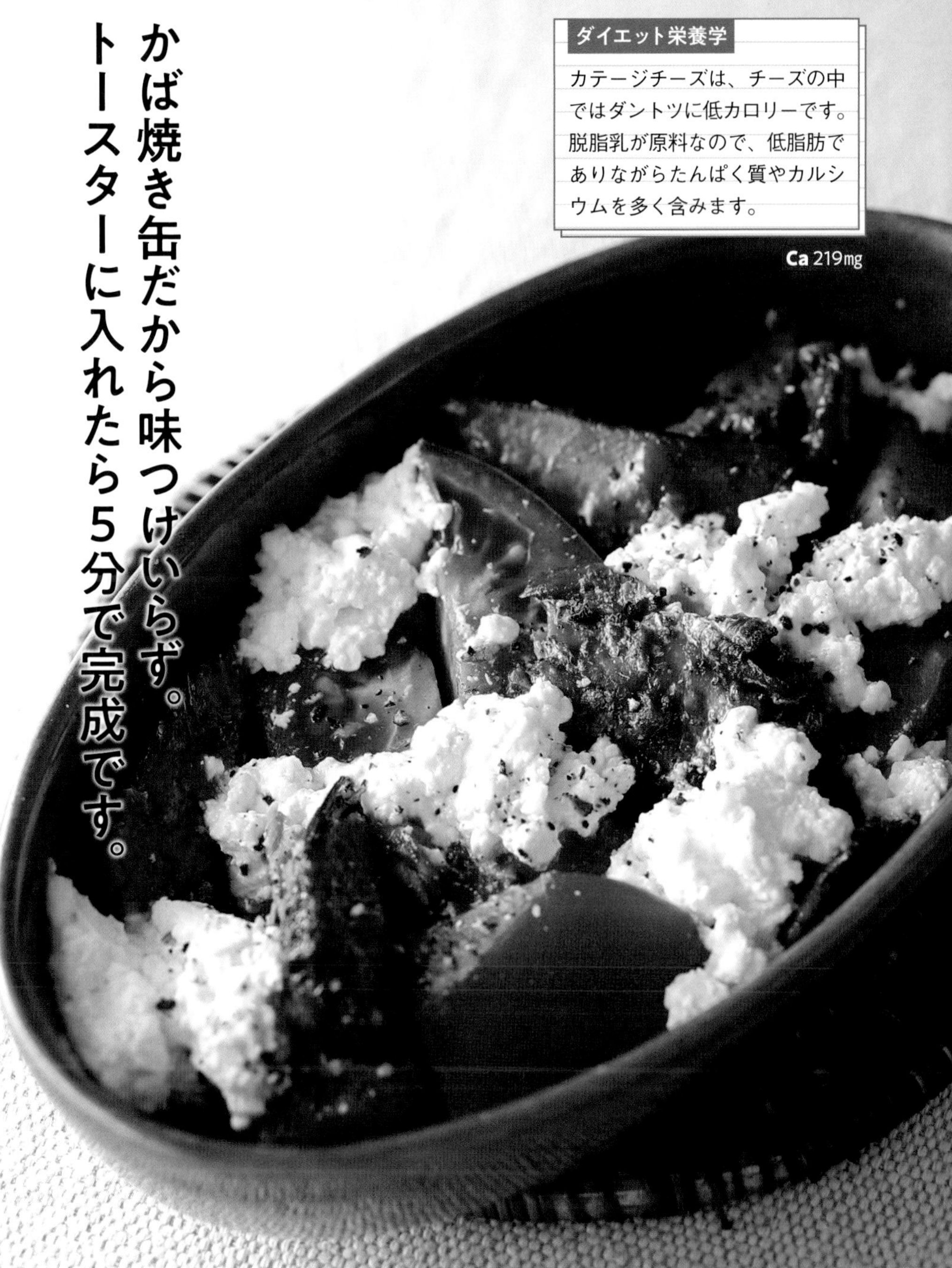

主菜 納豆とキャベツの卵とじ 214kcal

材料／2人分

納豆	1パック(40g)
キャベツ	1/6個(200g)
とき卵	3個分
ちりめんじゃこ	20g
a 水	2～2 1/4カップ
a みりん	小さじ2
a しょうゆ	小さじ1
a 塩	ひとつまみ

1人分　塩分1.9g

作り方

1 キャベツは1㎝幅に切る。

2 耐熱ボールに**1**、納豆と添付のたれ、ちりめんじゃこ、**a**を入れてざっと混ぜ、ラップをかけて電子レンジ（600W）で5分加熱する。

3 **2**をとり出し、卵をまわし入れ、さっと混ぜたらラップをかけて電子レンジで再び2分加熱する。

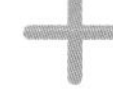

副菜 しいたけと鶏ささ身のさんしょういため 88kcal

材料／2人分

a 生しいたけ(半分に切る)	6～8枚(100g)
a 鶏ささ身(筋をとり除いてそぎ切り)	2本(80g)
a ねぎ(斜め薄切り)	1/2本(50g)
ごま油	小さじ1
b 酒	大さじ1
b 水	大さじ2
粉ざんしょう	小さじ1/3
塩	少量

1人分　塩分0.4g

作り方

1 フライパンにごま油を熱し、**a**を入れて中火でいため合わせる。**b**をふり、ふたをして約2分蒸し焼きにする。

2 ふたをあけて粉ざんしょう、塩で味つけする。

火の通りやすい切り方で

＝

2品で 302kcal

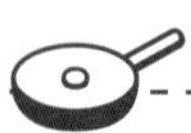

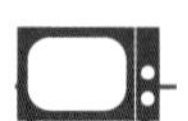

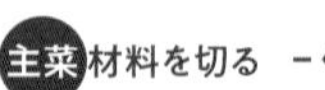

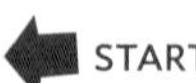

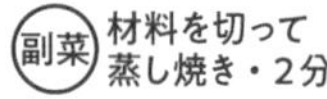

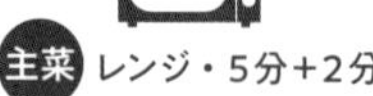

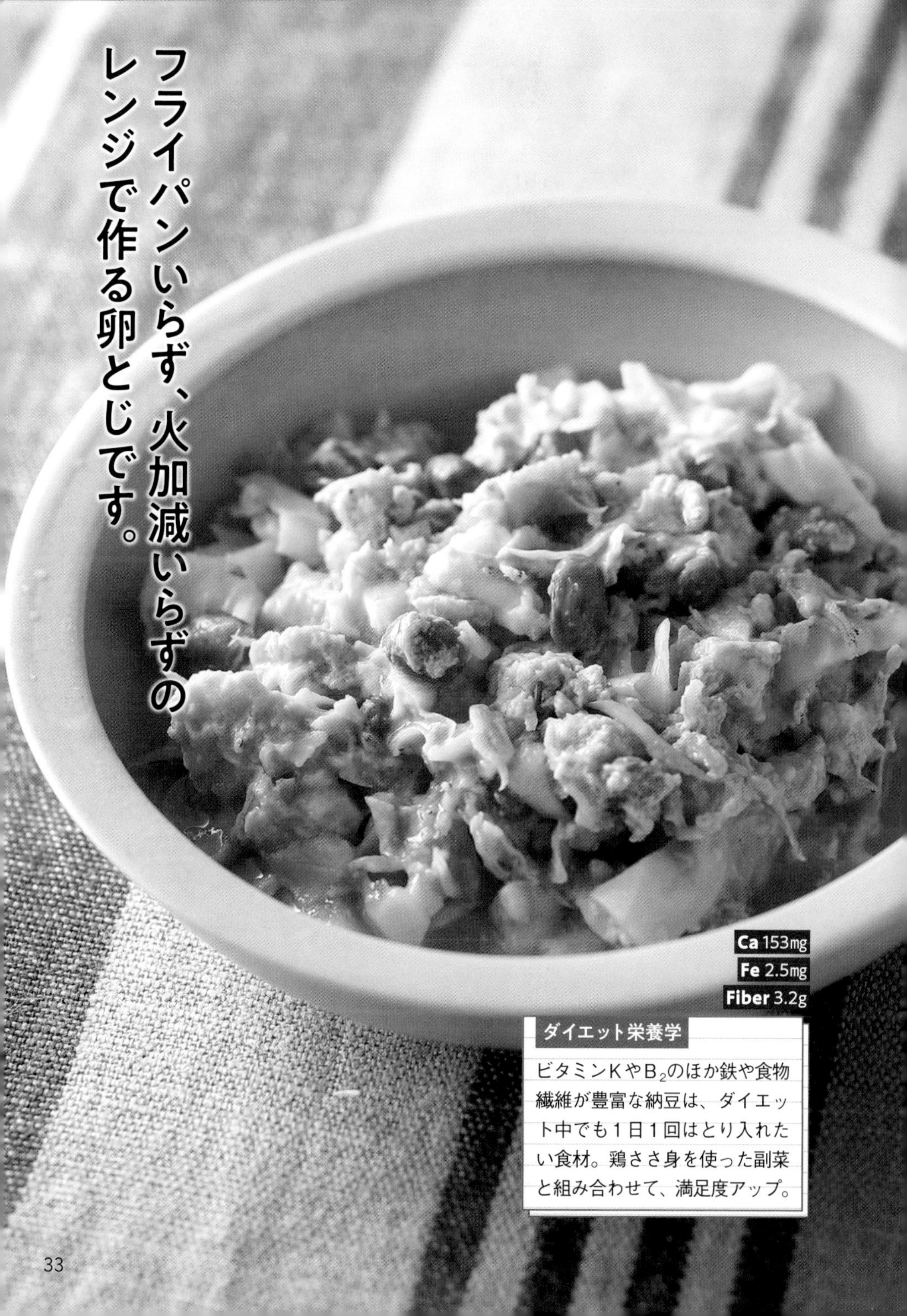

フライパンいらず、火加減いらずのレンジで作る卵とじです。

Ca 153mg
Fe 2.5mg
Fiber 3.2g

ダイエット栄養学

ビタミンKやB_2のほか鉄や食物繊維が豊富な納豆は、ダイエット中でも１日１回はとり入れたい食材。鶏ささ身を使った副菜と組み合わせて、満足度アップ。

主菜 長芋タッカルビ風 235kcal

材料／2人分

鶏もも肉（皮なし）……1枚（200g）
玉ねぎ……½個（100g）
しめじ類……1パック（100g）
にら……½束（50g）
a
- コチュジャン・トマトケチャップ……各大さじ1
- しょうゆ……小さじ1
- おろしにんにく……小さじ½
- 水……¼カップ

長芋のすりおろし（冷凍品）……100g
刻みのり……適量

1人分　塩分1.8g

作り方

1 鶏肉は一口大に切る。
2 玉ねぎは薄切りに、しめじは石づきを除いてほぐし、にらは3㎝長さに切る。
3 フライパンに**2**を切った順に入れ、**1**をのせ、合わせた**a**をまわし入れる。
4 ふたをして中火で10分ほど蒸し焼きにする。ふたをあけてさっと混ぜたら、長芋のすりおろしをのせ、仕上げに刻みのりを散らす。

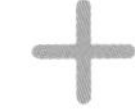

副菜 酢大豆もやし 40kcal

材料／2人分

大豆もやし（できればひげ根をとり除く）……1パック（200g）
a
- 酢……大さじ1
- 塩……小さじ⅓
- こしょう……少量

1人分　塩分0.8g

作り方

1 大豆もやしは熱湯で30秒ほどゆで、ざるにあげてあら熱をとる。
2 **1**の水けを絞り、**a**であえる。

30秒ゆでて、あえるだけ

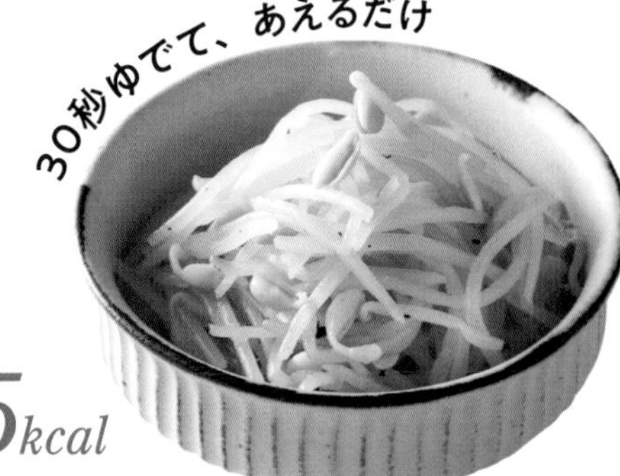

＝
2品で275kcal

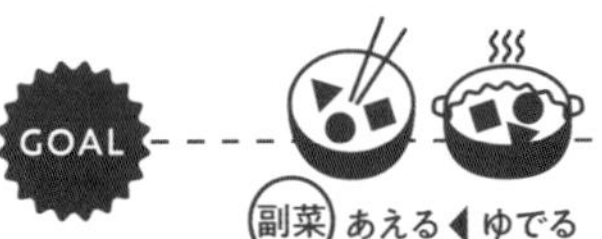

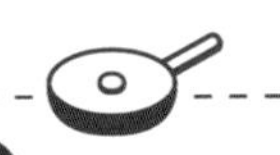
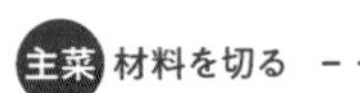

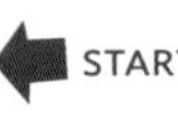

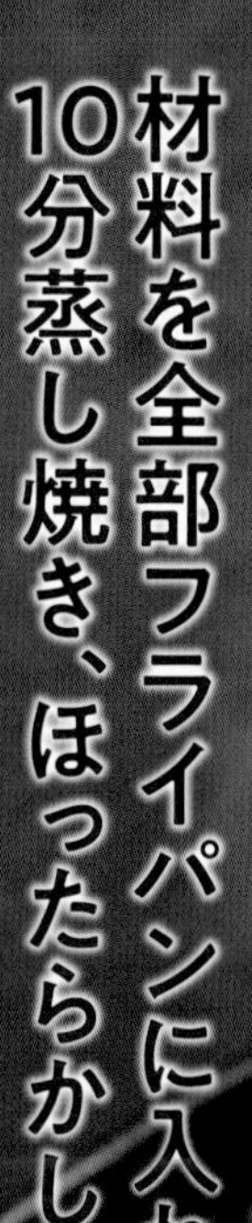

材料を全部フライパンに入れて10分蒸し焼き、ほったらかしOK！

ダイエット栄養学

人気の高い韓国料理「タッカルビ」を、カロリーの高いチーズの代わりに長芋のすりおろしでとろ～り。鶏もも肉は皮を除いてカロリーダウンします。

Fe 1.5mg
Fiber 4.1g

・写真は2人分

私のダイエットHISTORY

８か月でマイナス10kgのダイエットに成功し、その体重をキープしたまま更なる肉体改造に励む牛尾さん。これまでの体と生活の変化をふり返ります。

８か月で10kg減！

目標どおり、40歳の誕生日を、20歳のころの体重48.5kgで迎える。

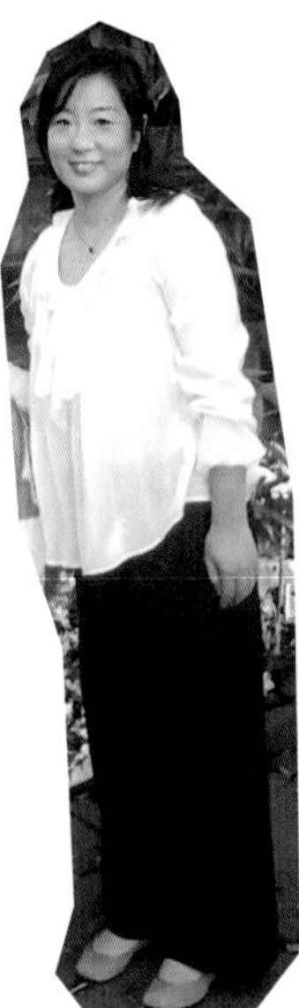

20～30代後半

ダイエットを始める前

　料理の仕事をしていることもあり、普通の人よりはよく食べていた。仕事場が家なので外に出ることが少なく、運動もほぼしていない。

　お酒は週に３～４日。スイーツは一応、気にして控えてはいたが、「食事は満腹になるまで食べるのがあたりまえ」と思っていた。

39歳の時

ダイエット開始初期

　39歳のお正月に、「40歳の誕生日（11月）は20歳のころの体重で迎えたい！」と決意。鏡に映る自分の裸体に耐えられなかった。

　できることから1つずつ……。朝食と夕食を控えめにして、今までとりすぎていた糖質を減らすことから始めた。週に３日ほど、ジムでランニングとヨガのレッスンを受ける。

　甘いものを控えるのは少したいへんと感じたこともあったが、やせたい一心だったので辛いというほどではなかった。「甘いものは人といっしょなら食べてもＯＫ」というルールで、厳しく制限しすぎないようにした。

40～42歳

体重キープ期

　運動習慣が身につき、ダンス系のスタジオレッスンを楽しんだり、フルマラソンに挑戦。体が軽くなったことで、より運動が楽しくなる。

　運動量が増えた分、割と自由に食べるようになる。体重が少し増えたら糖質量を意識して食事を調整するだけで体重48.5kgを維持。体脂肪率は18～20％ぐらいだった。

42歳～

体脂肪減少期

　まわりからもよく「やせたね」といわれるようになったが、自分が「もっと上を目指したい！」と思っていることに気づく。そこで、バーベルやダンベルを使った筋トレを増やし、食事は減らすことよりもたんぱく質などを意識してとるように変化。食事とトレーニングで体がどう変わるかに興味が湧き、筋肉量を増やすことを意識すること３年以上。結果、体重は48kg台のまま、体脂肪率は14％に！

現在

PART 2

気持ちが楽になる 作りおきおかず

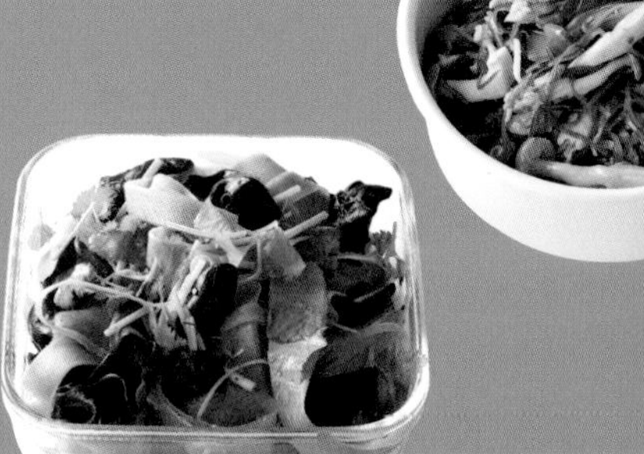

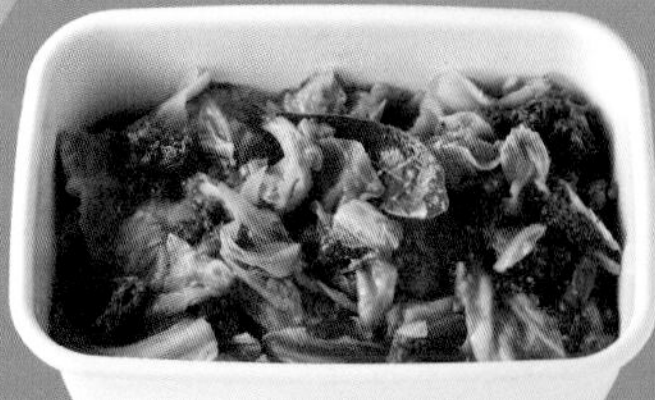

まとめて作れば、あとが楽！

脂質をおさえて、たんぱく質と野菜がとれる
「作りおきおかず」と「おかずのもと」をご紹介します。
そのままさっと食べられるのはもちろん、
その日の気分でアレンジも楽しめて便利です。

強火で3分、ゆでるだけで
ほんのり塩味、ふっくらジューシーに。
蒸す
3分

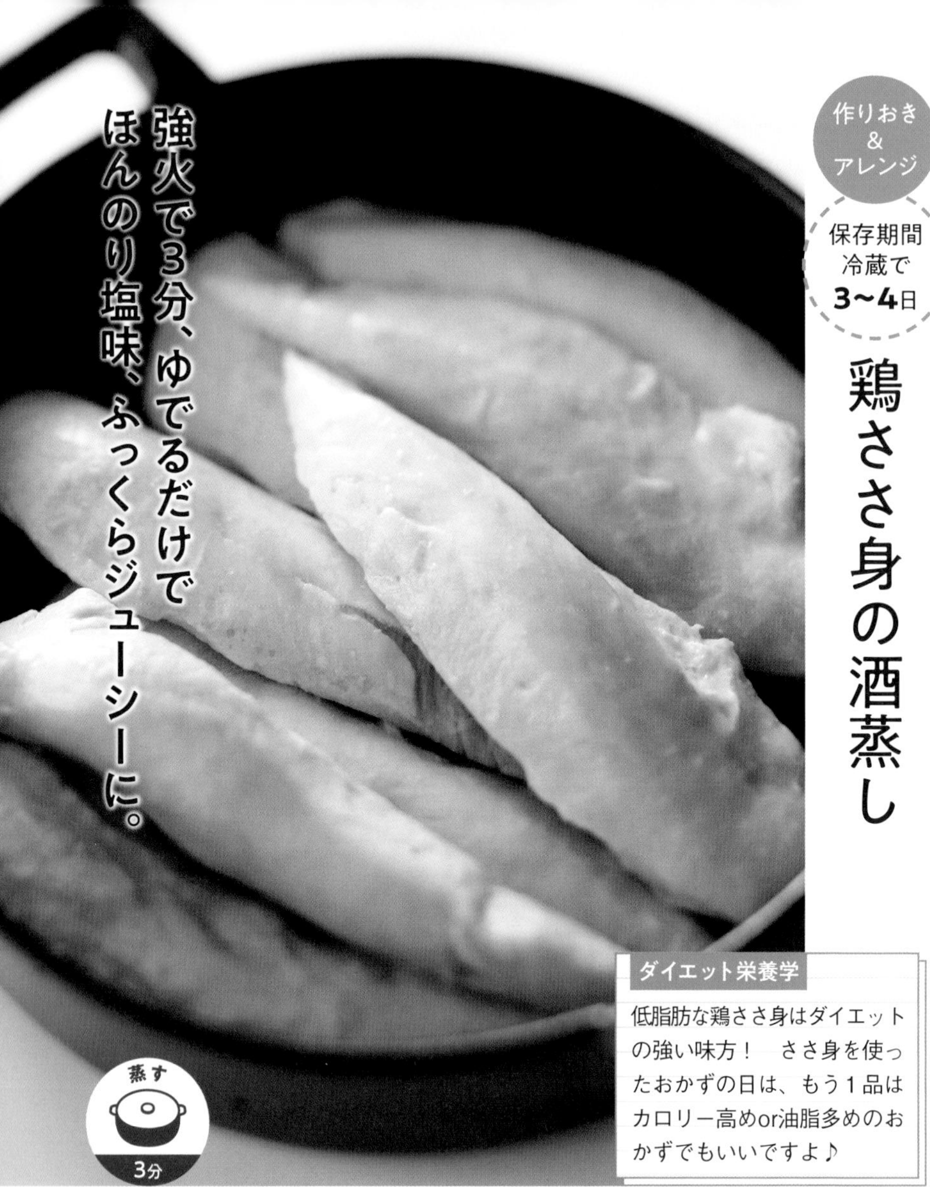

作りおき
&
アレンジ

保存期間
冷蔵で
3~4日

鶏ささ身の酒蒸し

ダイエット栄養学

低脂肪な鶏ささ身はダイエットの強い味方！　ささ身を使ったおかずの日は、もう１品はカロリー高めor油脂多めのおかずでもいいですよ♪

材料／作りやすい分量

鶏ささ身 ……………… **大８本**(400g)

a
- 塩 ……………………… **小さじ⅔**
- 酒 ……………………… **¼カップ**
- ねぎの青い部分・しょうがの薄切り(あれば) ………… **各適量**

1本分59kcal　塩分0.5g

作り方

1 ささ身は筋を除き、厚手のなべに入れて**a**を加える。

2 ふたをして強火にかけ、３分ほどたったら火を消し、そのままさます。

Arrange Recipe

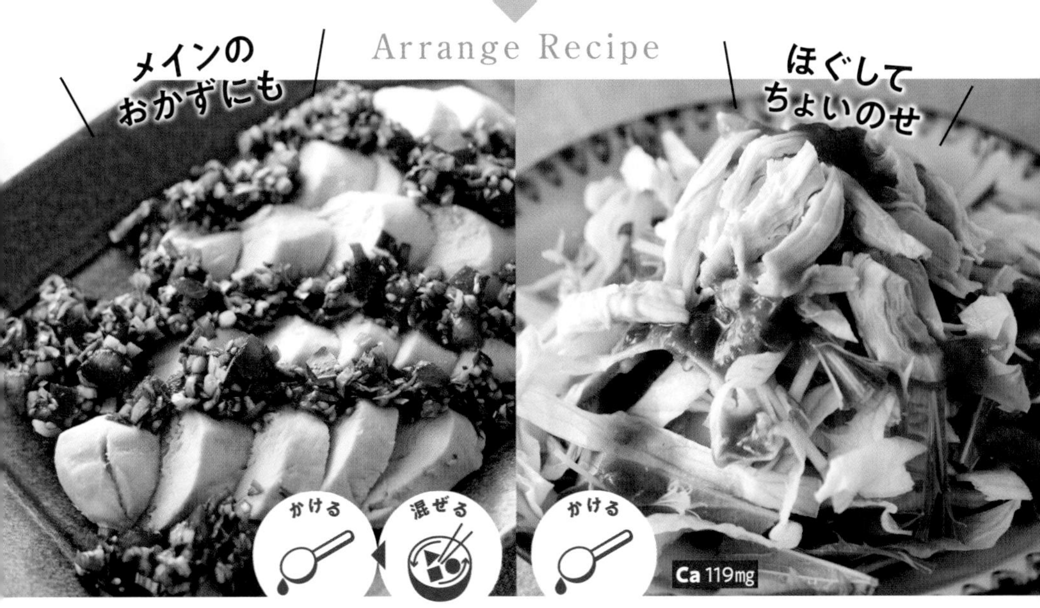

鶏ささ身の中国風だれ

材料／２人分

鶏ささ身の酒蒸し……………………4本
にら・トマト……………………各30g
しょうが……………………½かけ
a［いり白ごま・酢……各小さじ１
　 しょうゆ……………………小さじ２

1人分147kcal　塩分1.8g

作り方

1 にらとトマトはあらみじん切りに、しょうがはみじん切りにし、aと合わせて混ぜる。

2 ささ身を一口大のそぎ切りにして器に盛り、1をかける。

鶏ささ身とレタスのサラダ

材料／２人分

鶏ささ身の酒蒸し……………………１本
レタス‥¼個(100g)　水菜‥2株(100g)
ノンオイル梅ドレッシング(下記)
……………………………………全量

1人分55kcal　塩分1.9g

作り方

1 レタスと水菜を食べやすく切って器に盛る。

2 鶏ささ身の酒蒸し１本をほぐしてのせ、ノンオイル梅ドレッシング(市販品を使っても) をかける。

ノンオイル梅ドレッシング

種を除いた梅干し１個を包丁でたたき刻み、だし大さじ１、酢大さじ½、しょうゆ小さじ１、砂糖小さじ½、塩少量を混ぜる。

作りおき&アレンジ

保存期間
冷蔵で
3~4日

ローストビーフ

フライパンで作れます！
味つけは塩とこしょうでシンプルに。

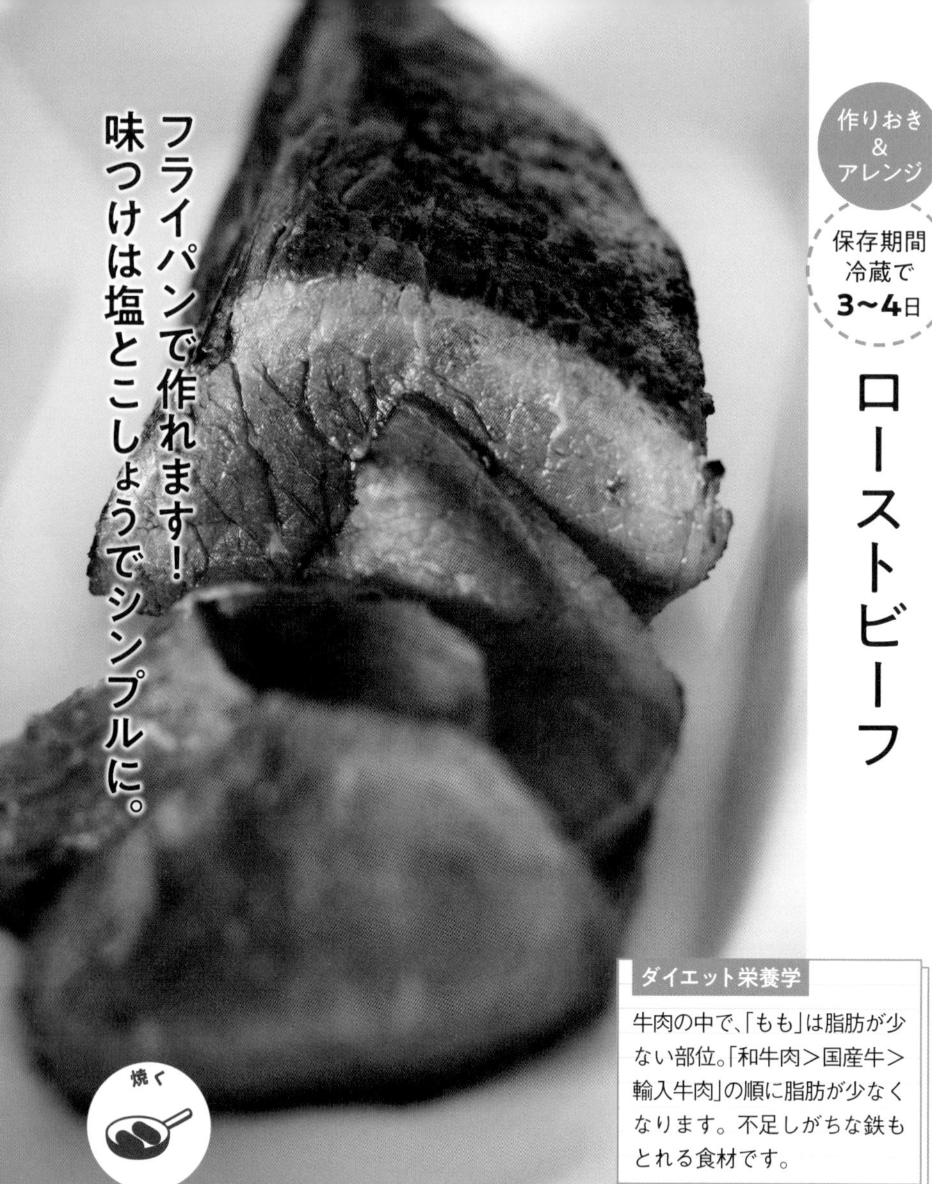

ダイエット栄養学

牛肉の中で、「もも」は脂肪が少ない部位。「和牛肉＞国産牛＞輸入牛肉」の順に脂肪が少なくなります。不足しがちな鉄もとれる食材です。

材料／作りやすい分量

牛ももかたまり肉……400g
塩……小さじ1
こしょう……少量
サラダ油……少量

1/4量（約90g）183kcal　塩分1.3g

作り方

1 牛肉に塩、こしょうをすり込む。
2 フライパンにサラダ油を強火で熱し、1の全面をそれぞれ4～5分かけて焼く。
3 2をアルミ箔（はく）で二重に包み、あら熱がとれるまで約30分おく。

Arrange Recipe

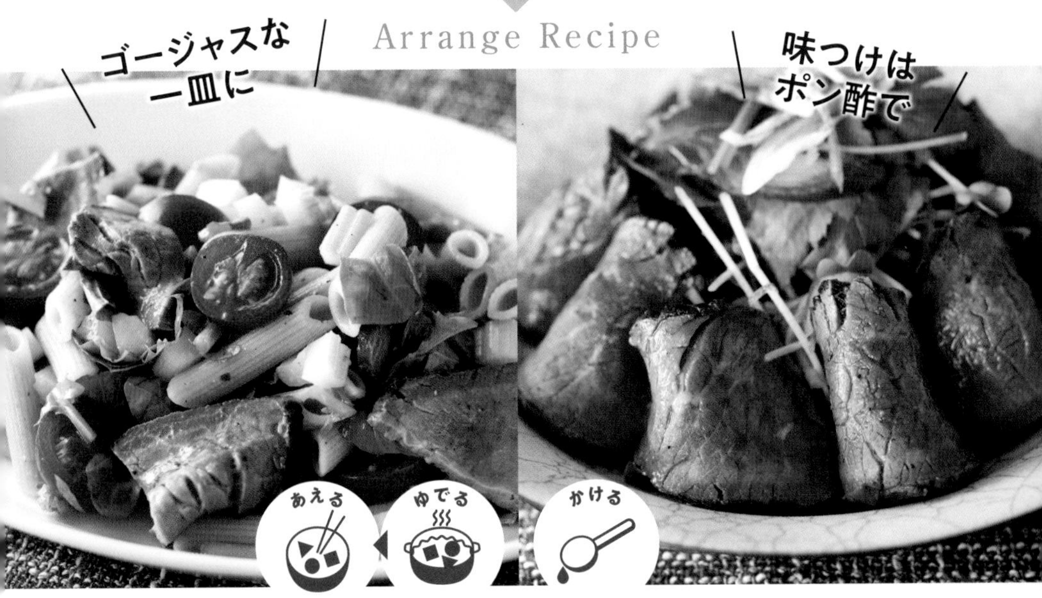

ローストビーフのパスタサラダ

材料／2人分

ローストビーフ(薄切りにする) ………………………… 1/3量(約120g)

ショートパスタ(全粒粉)……乾120g

a
- ミニトマト(半分に切る) …… 10個
- セロリ(1cm角に切る)…… 1/2本(50g)
- ルッコラ(1.5cm幅に切る) …… 30g

b
- オリーブ油 ………… 大さじ1
- レモンの搾り汁 …… 小さじ2
- 塩…小さじ1/3　こしょう…少量

1人分376kcal　塩分2.3g

作り方

1 パスタは熱湯で袋の表示どおりにゆで、冷水にとり、水けをきる。

2 ボールにaを合わせ、1、ローストビーフ、bを加えてあえる。

ローストビーフの香味野菜添え

材料／2人分

ローストビーフ ……… 1/2量(約180g)

香味野菜(みょうが、貝割れ菜、青じそ、三つ葉など) ………合わせて20gほど

ポン酢しょうゆ(市販品)…… 大さじ1

1人分189kcal　塩分1.8g

作り方

1 ローストビーフは薄切りにする。香味野菜は食べやすく切る。

2 1を皿に盛り、ポン酢しょうゆをかける。

おかずのもと

保存期間
冷蔵で
4～5日

豆腐の塩漬け

塩をふっておくだけで、豆腐がおいしく、使いやすくなります。

なじませる

ダイエット栄養学

豆腐はたんぱく質が豊富ですが、肉や魚に比べて低カロリーです。味にくせがないので、ダイエット時のかさ増し食材として使うと便利です。

材料／作りやすい分量

絹ごし豆腐…………………1丁(300g)
塩………………………………小さじ1

1/4量42kcal　塩分1.2g

作り方

1 豆腐は軽く水けをきり、塩を全体にまぶす（すべての面にまんべんなく塩をふる）。

2 キッチンペーパーまたはふきんで包み、容器に入れて冷蔵庫で一晩おく。

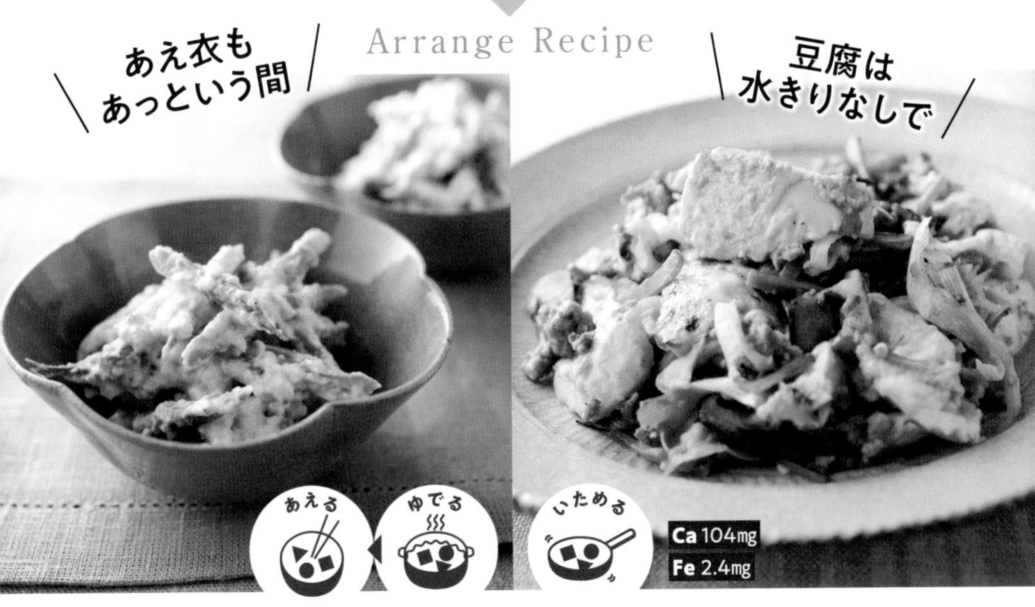

さやいんげんの簡単白あえ

材料／2人分

豆腐の塩漬け……… ⅓丁分（約100g）
さやいんげん…………………100g
すり白ごま・マヨネーズ‥各小さじ2

1人分80kcal　塩分0.9g

作り方

1 さやいんげんはへたを除く。熱湯でゆでて湯をきり、3〜4cmの斜め切りにする。

2 豆腐の塩漬けはスプーンなどでつぶし、すりごま、マヨネーズを加えて混ぜ合わせる。

3 **2**に**1**を加えてあえる。

チャンプルー

材料／2人分

豆腐の塩漬け（あらくくずす）
…………………… ⅔丁分（約200g）
豚ひき肉……………………………100g
サラダ油…………………………小さじ2
a［ねぎ（斜め薄切り）………½本（50g）
　にんじん（細切り）……⅓本（60g）
　生しいたけ（薄切り）…… 3枚（45g）
b［しょうゆ・みりん‥各小さじ1
とき卵……………………………2個分

1人分319kcal　塩分2.4g

作り方

1 フライパンにサラダ油を熱してひき肉をいため、肉の色が変わったら**a**を加えていため合わせる。

2 野菜に火が通ったら**b**、豆腐の塩漬け、卵を順に加えてはいため合わせる。

大豆と調味料を混ぜ合わせるだけ。
カレー風味があと引くおいしさ。
Fiber 3.5g
なじませる

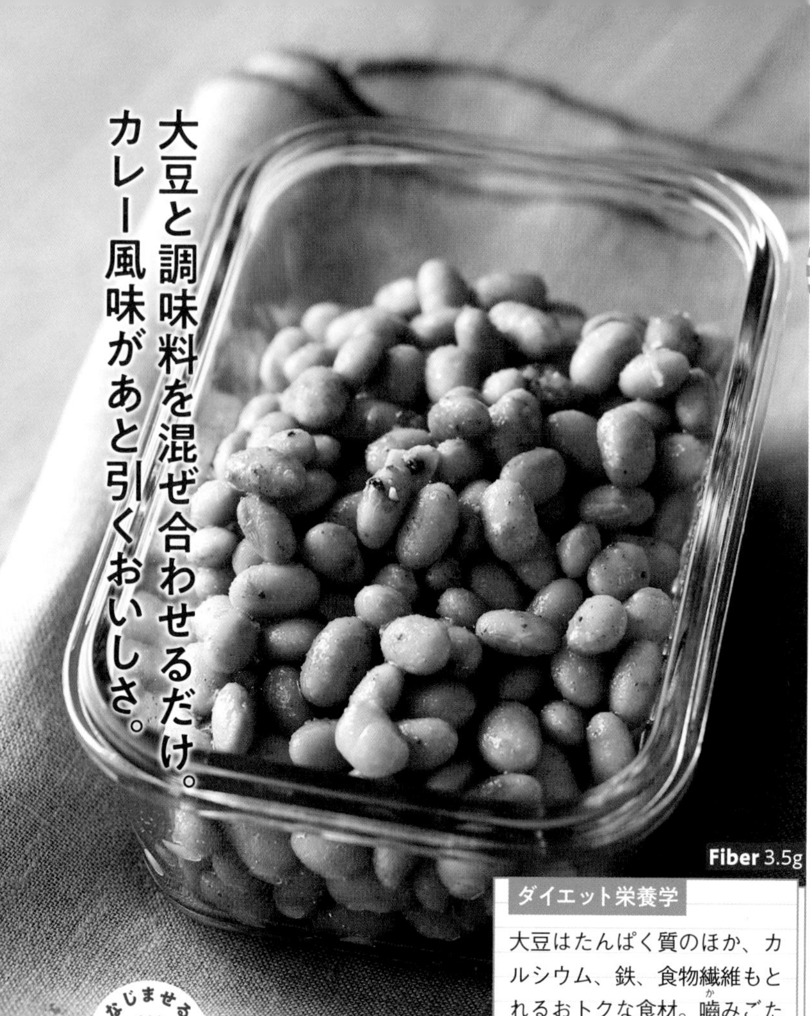

おかずのもと

保存期間 冷蔵で **3〜4**日

大豆のカレーマリネ

ダイエット栄養学

大豆はたんぱく質のほか、カルシウム、鉄、食物繊維もとれるおトクな食材。噛(か)みごたえもあるので、早食い防止につながります。

材料／作りやすい分量

大豆水煮缶………………… 2缶(200g)

a
- おろしにんにく ………… 1かけ分
- オリーブ油…………大さじ1½
- 酢……………………大さじ½
- 塩……………………小さじ⅔
- カレー粉………………小さじ½
- こしょう…………………… 少量

¼量（約50g）116kcal　塩分1.2g

作り方

大豆とaを保存容器に入れて混ぜ合わせ、30分ほどおいて味をなじませる。

Arrange Recipe

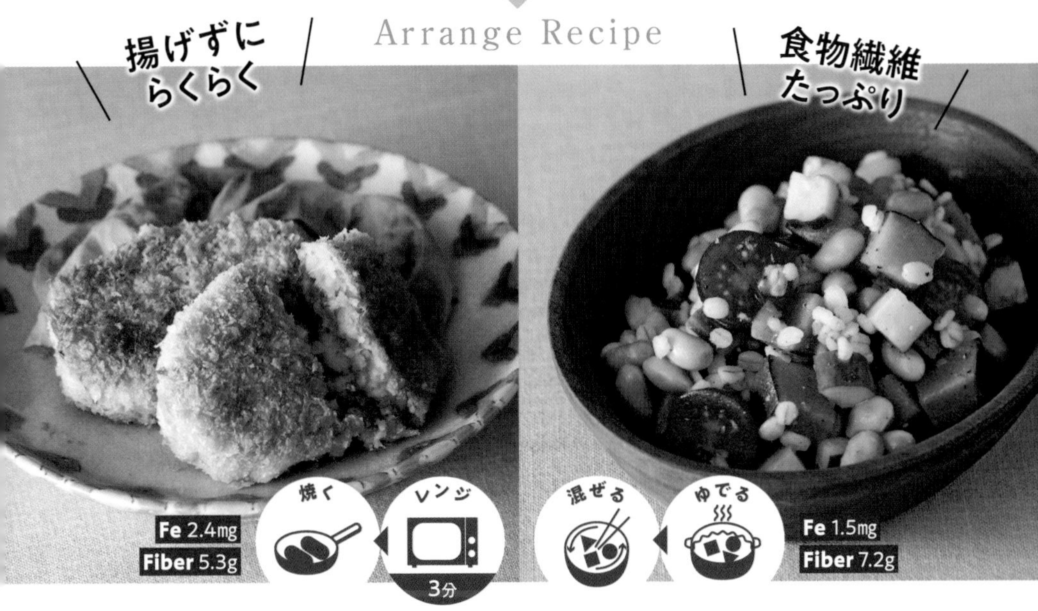

大豆マリネの焼きコロッケ

材料／2人分

大豆のカレーマリネ … ½量(約100g)
じゃが芋(半分に切る)……小1個(100g)
a［玉ねぎ(みじん切り)……¼個(50g)
　コンビーフ………………… 20g
b［小麦粉・とき卵・パン粉各適量
オリーブ油‥大さじ1　サラダ菜‥6枚

1人分282kcal　塩分1.4g

作り方

1 じゃが芋はラップで包んで電子レンジ（600W）で3分加熱する。皮を除いて大豆マリネと合わせ、フォークでつぶす。aを加えて混ぜる。

2 1を4等分して長円形にまとめ、bを順にまんべんなくまぶす。

3 フライパンにオリーブ油を熱し、2の両面を焼いてサラダ菜を添える。

大豆マリネのコロコロサラダ

材料／2人分

大豆のカレーマリネ … ½量(約100g)
押し麦……………………大さじ2
かぼちゃ(1cm角に切る)…… 1/10個(100g)
a［きゅうり(1cm角に切る)‥大½本(60g)
　ミニトマト(半分に切る)……6個
b［塩・こしょう…………各少量

1人分208kcal　塩分1.4g

作り方

1 押し麦は熱湯で10分ほどゆでてざるにあげ、水けをきってあら熱をとる。かぼちゃは熱湯で5～7分ゆでる。

2 ボールに1と大豆マリネ、aを入れて混ぜ、bで味をととのえる。

こんがり焼いて甘味をUP！
明るい色で気分も上々です。
あえる
魚焼きグリル

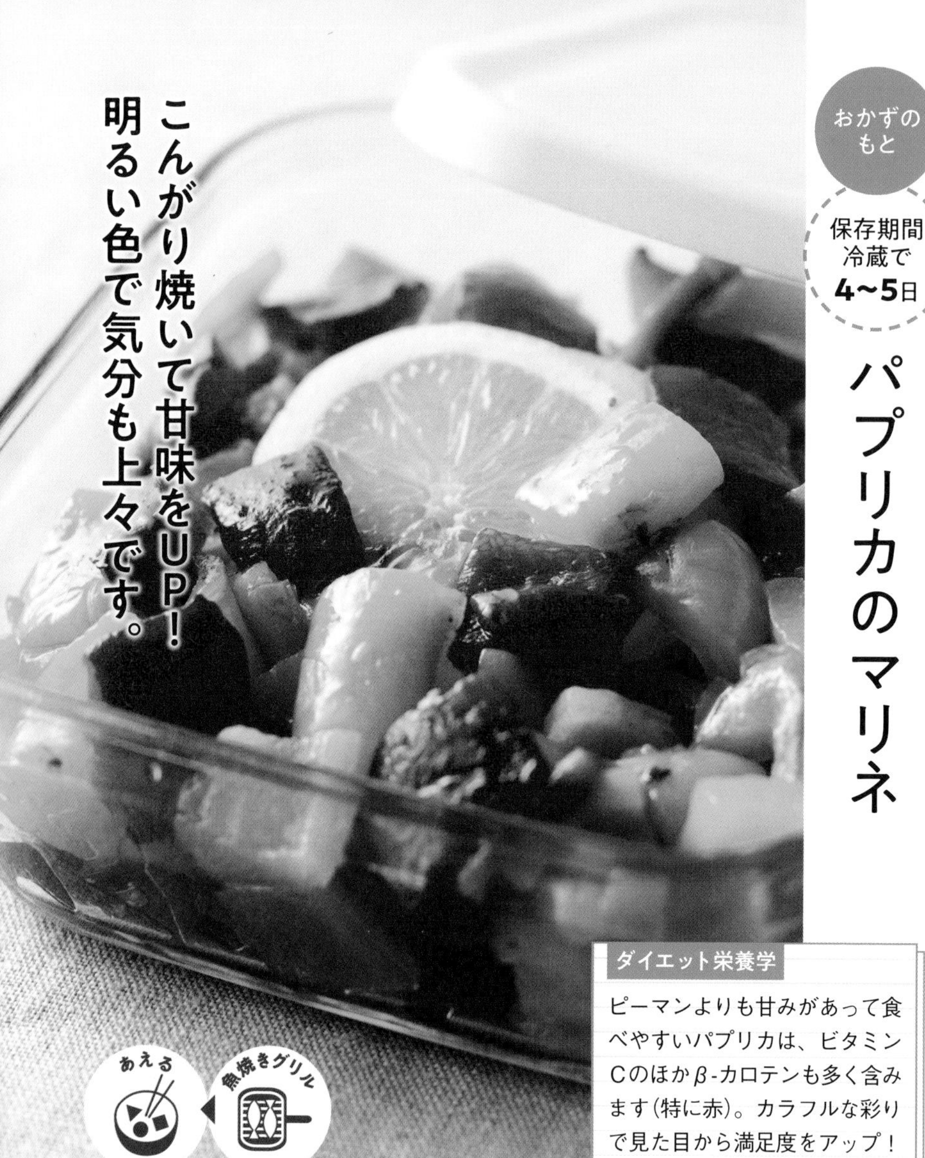

おかずのもと

保存期間
冷蔵で
4〜5日

パプリカのマリネ

ダイエット栄養学

ピーマンよりも甘みがあって食べやすいパプリカは、ビタミンCのほかβ-カロテンも多く含みます（特に赤）。カラフルな彩りで見た目から満足度をアップ！

材料／作りやすい分量

パプリカ（赤・黄、縦半分に切り、へたと種を除く）……………… 各1個（各120g）

a
- オリーブ油……………大さじ2
- 塩……………………小さじ½
- レモンの半月切り…………… 2枚

1/4量75kcal　塩分0.6g

作り方

1 魚焼きグリルにパプリカを入れ、焦げ目がつくまで焼く。あら熱がとれたら皮をむき、食べやすい大きさに切る。

2 aの材料を混ぜ合わせ、1を加えてあえ、しばらく味をなじませる。

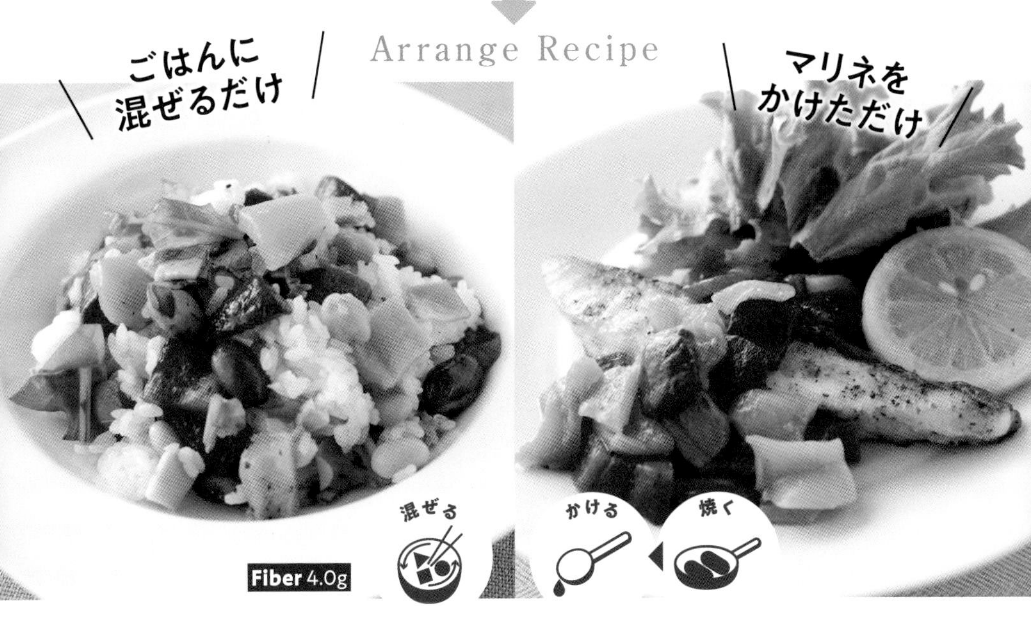

パプリカ入り サラダライス

材料／２人分

さましたごはん‥茶わん２杯分(300g)
ロースハム……………………… ３枚
ルッコラ(ちぎる) …… ２〜３茎(30g)
ミックスビーンズ缶(汁をきる)… 50g
パプリカのマリネ …………… ½量
塩・こしょう………………… 各少量

1人分394kcal　塩分1.6g

作り方

1 ハムは１㎝角に切る。

2 ごはんに1、ルッコラ、ミックスビーンズ、パプリカのマリネを加えて混ぜ合わせ、塩とこしょうで味をととのえる。

タイのソテー パプリカソース

材料／２人分

タイ※……………… ２切れ(200g)
塩・こしょう ……………… 各少量
小麦粉‥大さじ1　サラダ油‥小さじ2
パプリカのマリネ …………… ¼量
プリーツレタス(ちぎる)……… ２枚
レモンの薄切り ……………… ２枚

※サワラやメカジキでもよい。

1人分275kcal　塩分0.9g

作り方

1 タイは塩とこしょうをふってしばらくおき、小麦粉をまぶす。

2 フライパンにサラダ油を熱し、1を入れて両面を焼く。

3 プリーツレタスとレモンを添え、パプリカのマリネをかける。

あと引く辛さがGood!
青菜は好みのもの、旬のもので。
蒸し煮
2分

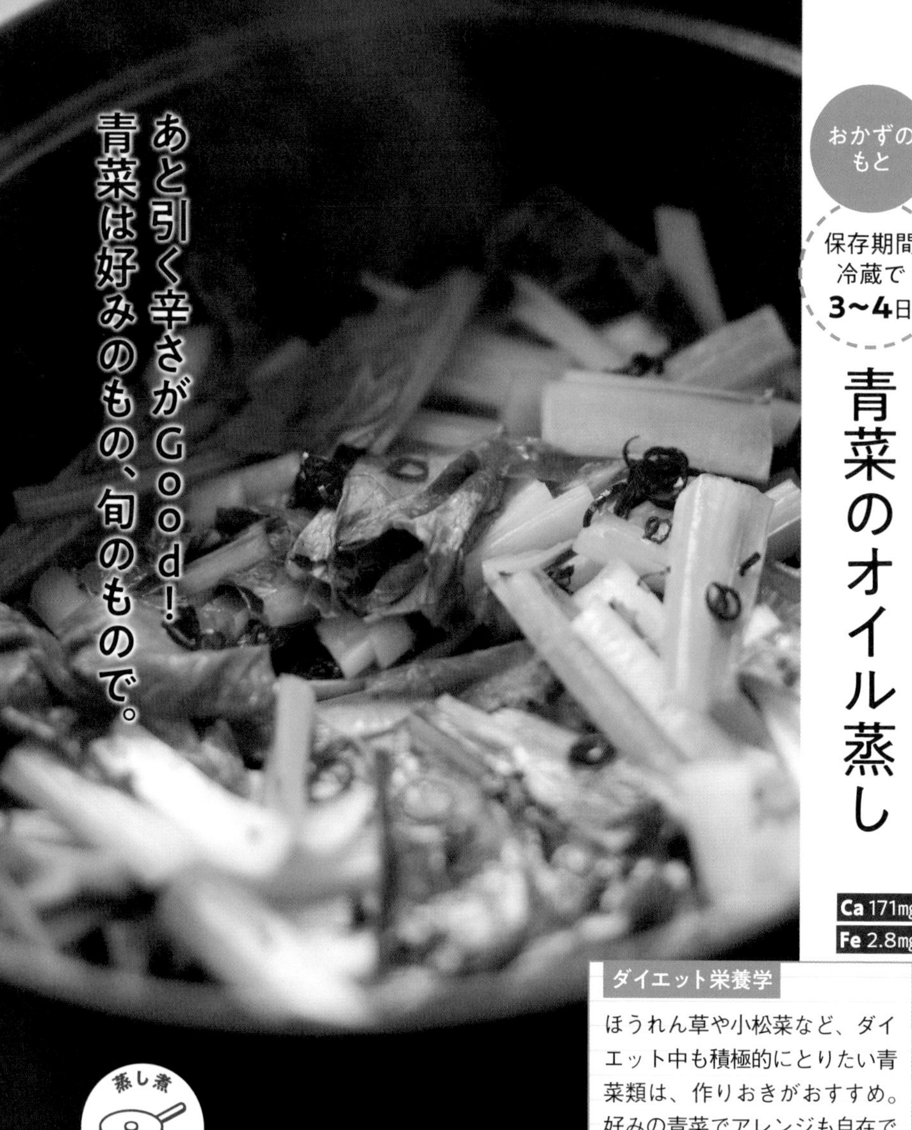

おかずのもと

保存期間
冷蔵で
3〜4日

青菜のオイル蒸し

Ca 171mg
Fe 2.8mg

ダイエット栄養学

ほうれん草や小松菜など、ダイエット中も積極的にとりたい青菜類は、作りおきがおすすめ。好みの青菜でアレンジも自在です。

材料／作りやすい分量

青菜※(小松菜、青梗菜(ちんげんさい)など) ………… 400g
赤とうがらし(小口切り) …………… 1本
塩…………………………………小さじ1
ごま油…………………………大さじ2

※写真は小松菜。

1/4量70kcal　塩分1.3g

作り方

1 青菜は4〜5㎝長さに切る。

2 厚手のなべに**1**ととうがらしを入れ、塩をふってさっくりと混ぜ、ごま油をまわしかける。

3 ふたをして中火にかけ、2分ほど蒸し煮にして火を消す。

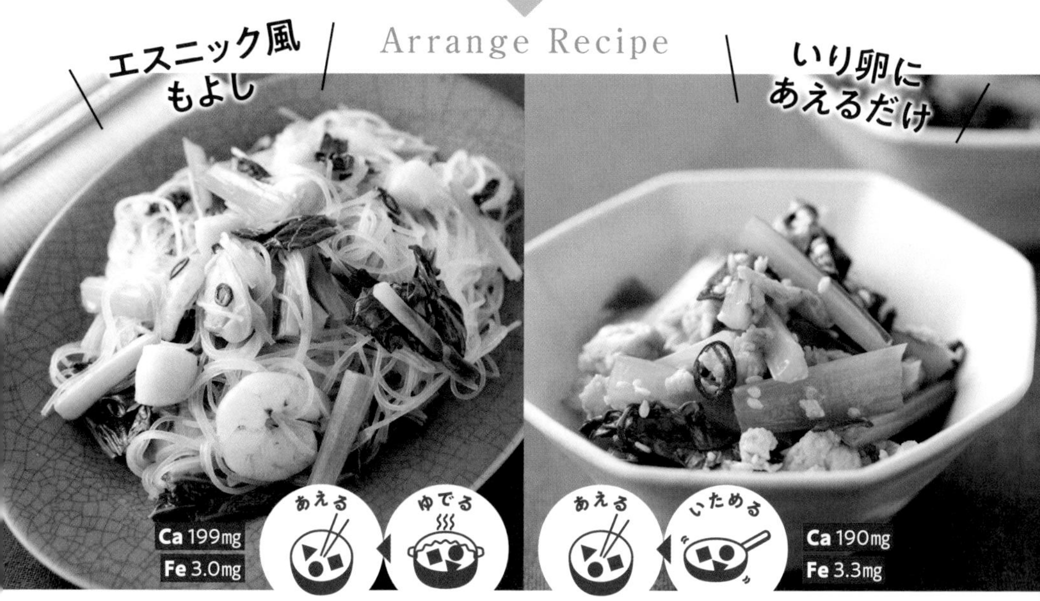

青菜とシーフードのはるさめサラダ

材料／2人分

シーフードミックス(冷凍)……100g
はるさめ……乾40g
青菜のオイル蒸し……½量
ナンプラー……小さじ1
レモン果汁……小さじ2

1人分175kcal　塩分2.5g

作り方

1 シーフードミックスは熱湯でゆでて湯をきり、あら熱をとる。
2 はるさめは熱湯に浸してもどす。湯をよくきってあら熱をとる。
3 ボールに**1**、**2**と青菜のオイル蒸しを合わせ、ナンプラー、レモン果汁を加えてあえる。

青菜といり卵のあえ物

材料／2人分

青菜のオイル蒸し……½量
とき卵……1個分
油……大さじ½
しょうゆ……少量
いり白ごま……小さじ½

1人分139kcal　塩分1.4g

作り方

1 フライパンに油を熱し、とき卵を入れていり卵を作る。
2 ボールに青菜のオイル蒸しと**1**、しょうゆ、いり白ごまを加えてあえる。

漬け汁ごと味つけにも使えて、
アレンジも多様です
いため煮

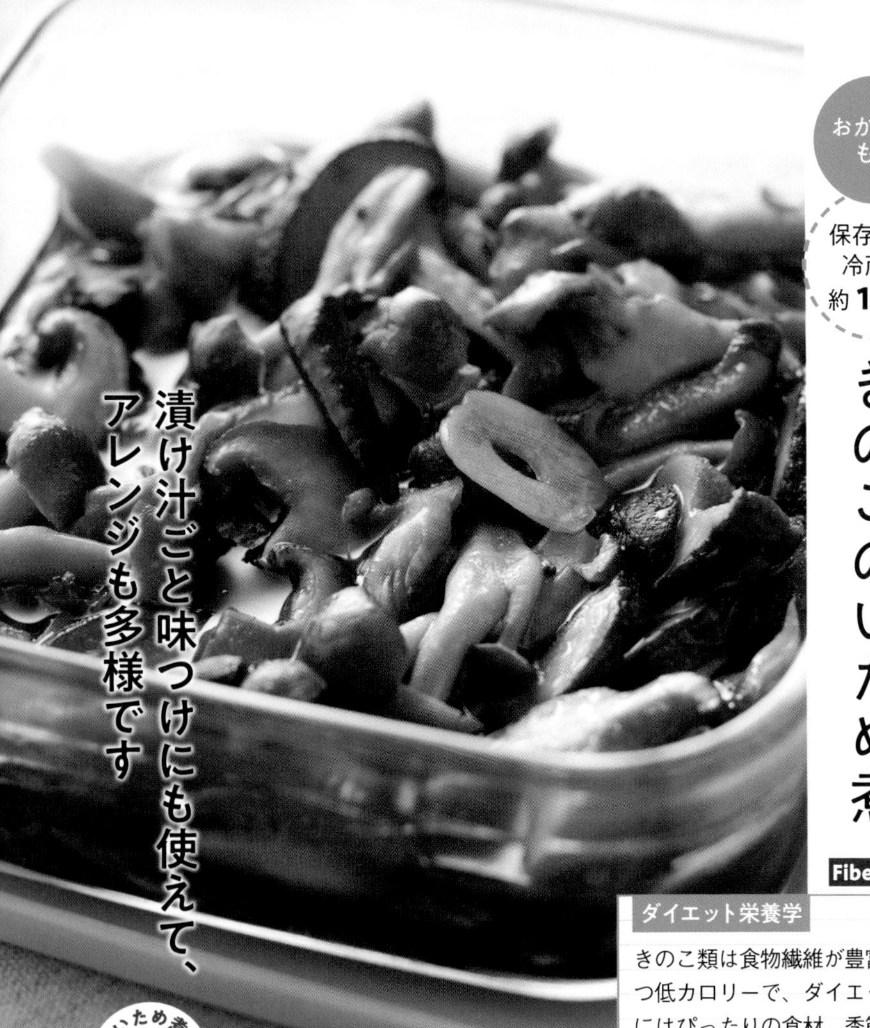

おかずのもと

保存期間
冷蔵で
約**1**週間

きのこのいため煮

Fiber 3.2g

ダイエット栄養学

きのこ類は食物繊維が豊富かつ低カロリーで、ダイエットにはぴったりの食材。季節を問わずに手に入りやすく、いろいろな種類を楽しめます。

材料／作りやすい分量

生しいたけ……………………8枚(120g)
しめじ類・まいたけ …………各100g
にんにくの薄切り ……………1かけ分
赤とうがらし(半分に切る) ………… 1本
ごま油……………………大さじ1
酒……………………………$\frac{1}{2}$カップ
a［ しょうゆ……70mℓ みりん……30mℓ

1/4量107kcal　塩分3.0g

作り方

1 きのこはそれぞれ石づきを除き、しいたけは薄切りにし、しめじ、まいたけはそれぞれほぐす。

2 なべにごま油を熱し、**1**、にんにく、とうがらしを入れていためる。

3 酒を加えて煮立ったら、**a**を加えて火を消す。

Arrange Recipe

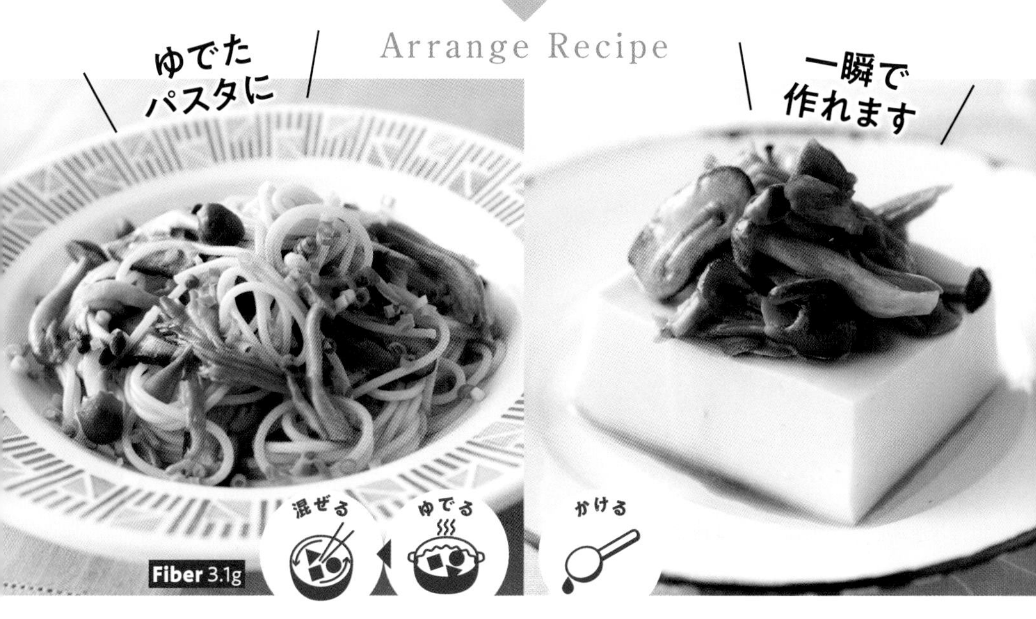

きのこの和風スパゲティ

材料／２人分

スパゲティ……………………乾160g
きのこのいため煮‥½カップ(約80g)
小ねぎ(小口切り)………………… 少量
1人分334kcal　塩分1.8g

作り方

1 スパゲティは熱湯で袋の表示どおりにゆで、湯をきる。
2 ボールに1を入れ、きのこのいため煮を加えて混ぜ合わせる。
3 器に盛り、小ねぎを散らす。

・鶏ささ身の酒蒸し（38ページ）を加えても。

冷ややっこのきのこがけ

材料／２人分

絹ごし豆腐……………… ½丁(150g)
きのこのいため煮 ……… 約大さじ２
1人分65kcal　塩分0.7g

作り方

半分に切った豆腐に、きのこのいため煮をかける。

おかずのもと

保存期間
冷蔵で
4~5日

玉ねぎの塩煮

煮物や煮込み料理を時短で作れます。
そのまま汁ごとスープとしても。
煮る
20分
焼く

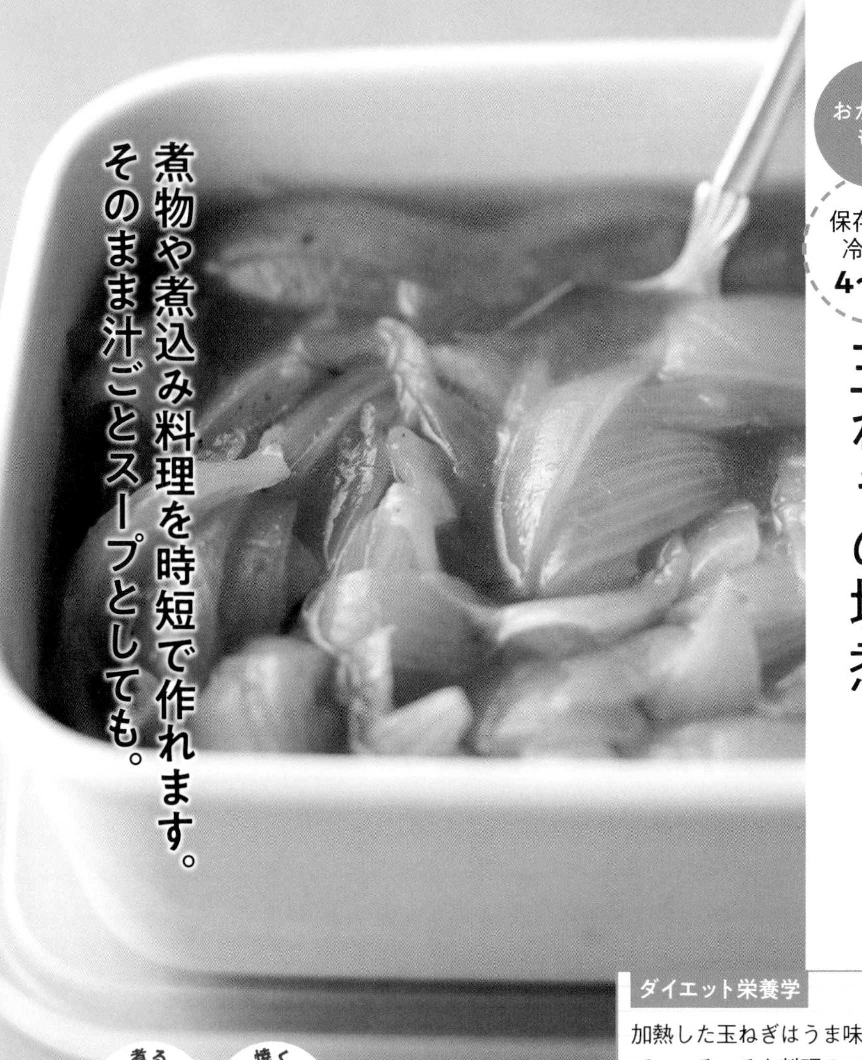

ダイエット栄養学

加熱した玉ねぎはうま味が出て、いろいろな料理のベースになります。ちょい足しして、食物繊維も手軽にアップ！

材料／作りやすい分量

玉ねぎ……3～4個(600g)
サラダ油……小さじ2
水……3カップ
塩……小さじ1

1/4量74kcal　塩分1.2g

作り方

1 玉ねぎは皮をむき、1～2㎝幅のくし形に切る。

2 フライパンにサラダ油を熱して**1**を入れ、強火で全体をこんがりと焼く。

3 **2**をなべに移し、分量の水と塩を加えてふたをし、弱火で約20分煮る。

Arrange Recipe

カレー味や洋風も合う
じゃが芋はレンジで
煮る
焼く
3分
煮る
レンジ
3分
2分
・写真は2人分
Fe 2.0mg
Fiber 4.3g

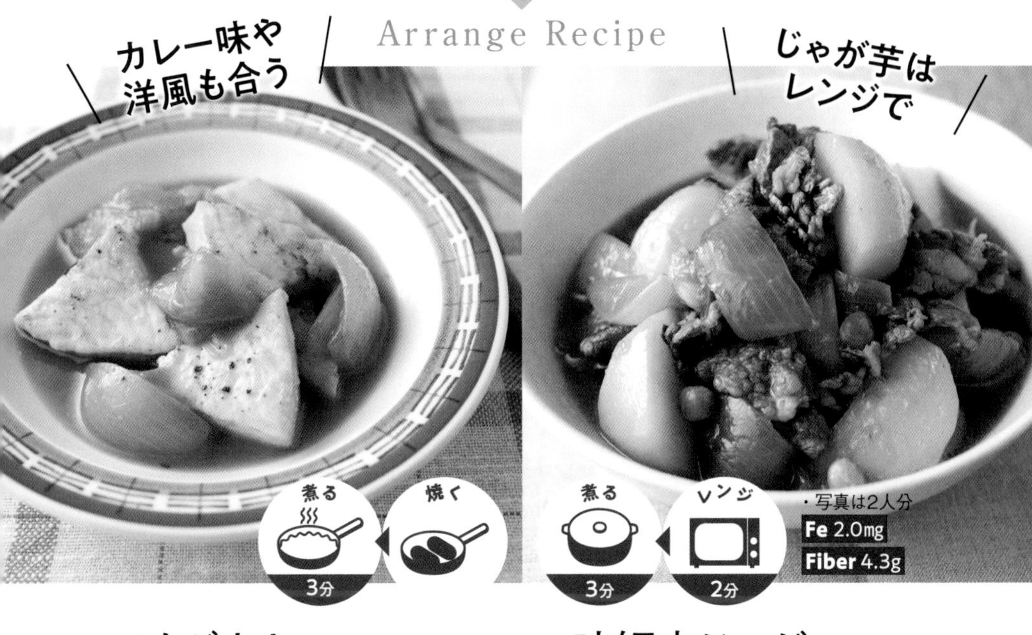

メカジキと玉ねぎのカレー煮

材料／２人分

- メカジキ……２切れ(200g)
- 塩・こしょう……各少量
- バター……10g
- 玉ねぎの塩煮……¼量(約150g)
- 玉ねぎの塩煮の煮汁……１カップ
- カレー粉……小さじ１

1人分244kcal　塩分1.5g

作り方

1 メカジキは一口大に切り、塩とこしょうをふる。

2 フライパンにバターを熱して**1**を入れ、両面に焼き色をつける。玉ねぎの塩煮と煮汁、カレー粉を加えて混ぜ、３分ほど煮る。

時短肉じゃが

材料／２人分

- じゃが芋……小３個(300g)
- 牛こま切れ肉……100g
- サラダ油……小さじ１
- a
  - 玉ねぎの塩煮……¼量(約150g)
  - 玉ねぎの塩煮の煮汁‥1½カップ
  - しょうゆ・みりん‥各大さじ1½
- グリーンピース(水煮)……大さじ１

1人分338kcal　塩分2.8g

作り方

1 じゃが芋は皮をむいて一口大に切り、ラップに包んで電子レンジ(600W)で２分加熱する。

2 なべにサラダ油を熱して牛肉をいため、肉の色が変わったら**1**、**a**を加えて混ぜ、３分ほど煮る。最後にグリーンピースを散らす。

レバーペースト

作りおき&アレンジ

保存期間
冷蔵で**3〜4**日
冷凍で**2〜3**週間

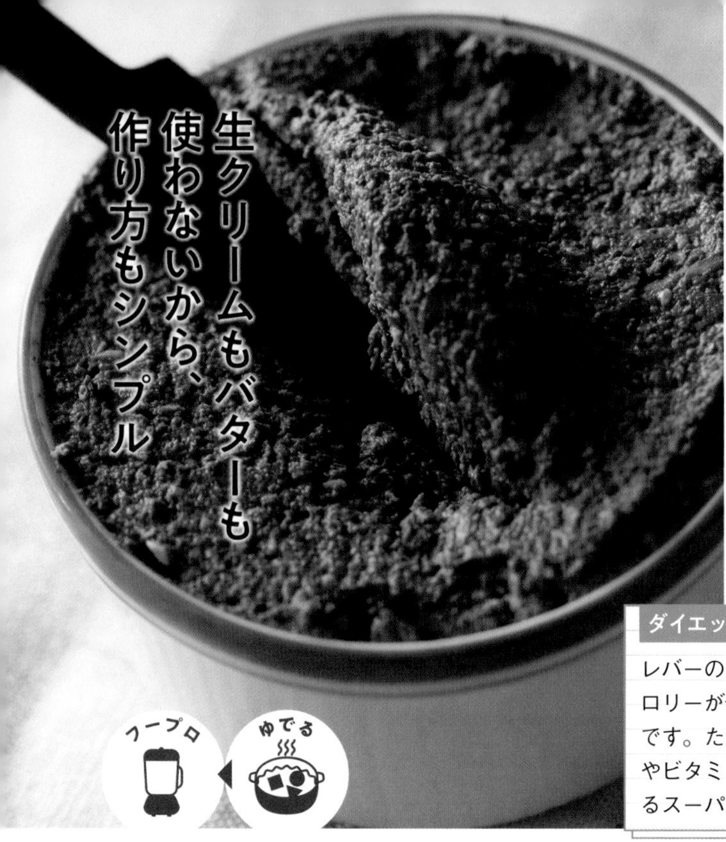

生クリームもバターも使わないから、作り方もシンプル

Fe 2.4mg

ダイエット栄養学

レバーの中でも鶏レバーはカロリーが低く、下処理も簡単です。たんぱく質のほか、鉄やビタミン類も豊富に含まれるスーパー食材です。

フープロ ◀ ゆでる

材料／作りやすい分量

鶏レバー（脂肪や血のかたまりを除く）…………240g
にんにく（半分に切る）…………1かけ
a［カテージチーズ…………100g
　塩……小さじ⅔　こしょう……少量

30gで42kcal　塩分0.5g

作り方

1 レバーはきれいに洗ってボールに入れ、牛乳大さじ２（分量外）とにんにくを加えて10分ほどつける。

2 なべに湯を沸かして**1**のレバーとにんにくを５分ほどゆで、ざるにあげて水けをきる。にんにくが気になればとり除き、**a**とともにフードプロセッサーでなめらかになるまで撹拌（かくはん）する。

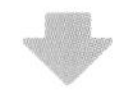

Arrange Recipe

オードブルに

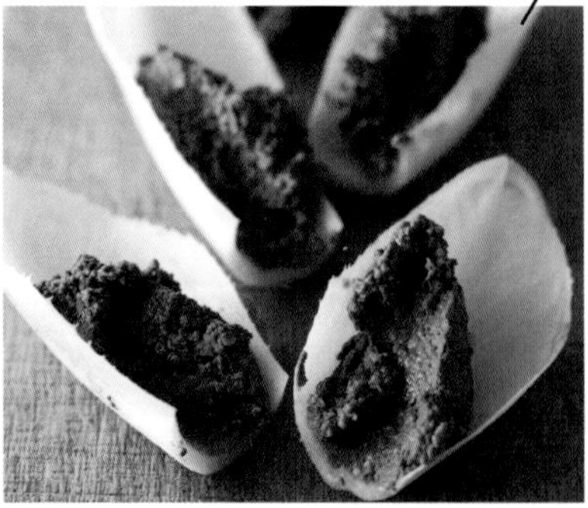

チコリにのせ、オリーブ油を少量かけて。

ひよこ豆ペースト

作りおき & アレンジ

保存期間
冷蔵で **3〜4**日
冷凍で **2〜3**週間

フードプロセッサーであっという間。パンによく合います。

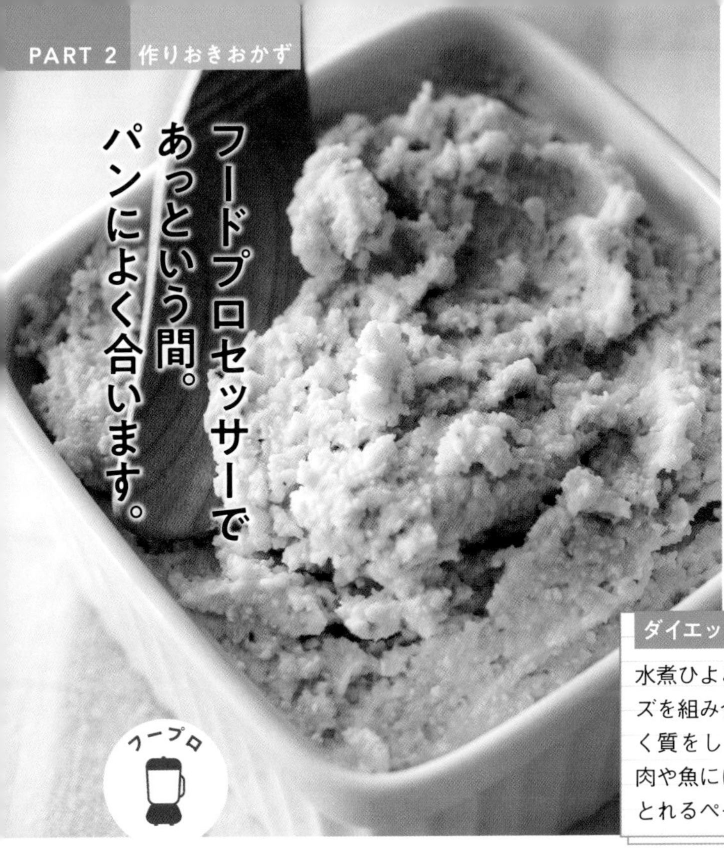

フープロ

ダイエット栄養学

水煮ひよこ豆とカテージチーズを組み合わせれば、たんぱく質をしっかりとれるうえ、肉や魚にはない食物繊維までとれるペーストに。

材料／作りやすい分量

水煮ひよこ豆……200g

a
- カテージチーズ……100g
- オリーブ油……大さじ1
- 塩……小さじ⅔
- こしょう……少量

30gで53kcal　塩分0.4g

作り方

ひよこ豆と**a**をフードプロセッサーに入れ、なめらかになるまで撹拌する。

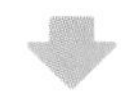

Arrange Recipe

サンドイッチにして

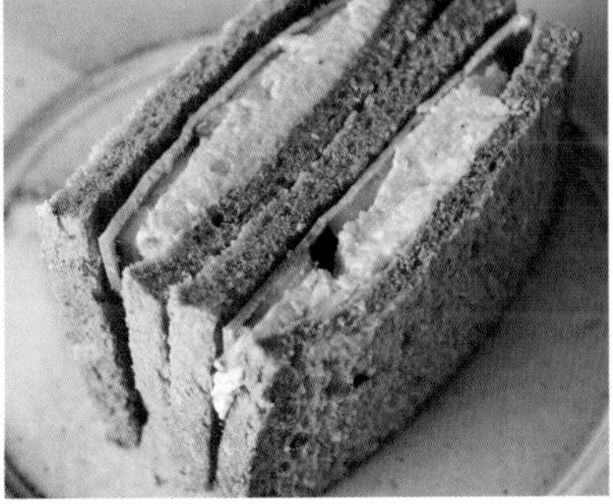

ハムや野菜といっしょにサンドイッチの具材に。

キャベツとコンビーフのくたくた煮

作りおき

保存期間
冷蔵で
3~4日

ふたをして煮るだけ。こくのあるコンビーフが味つけの決め手です。

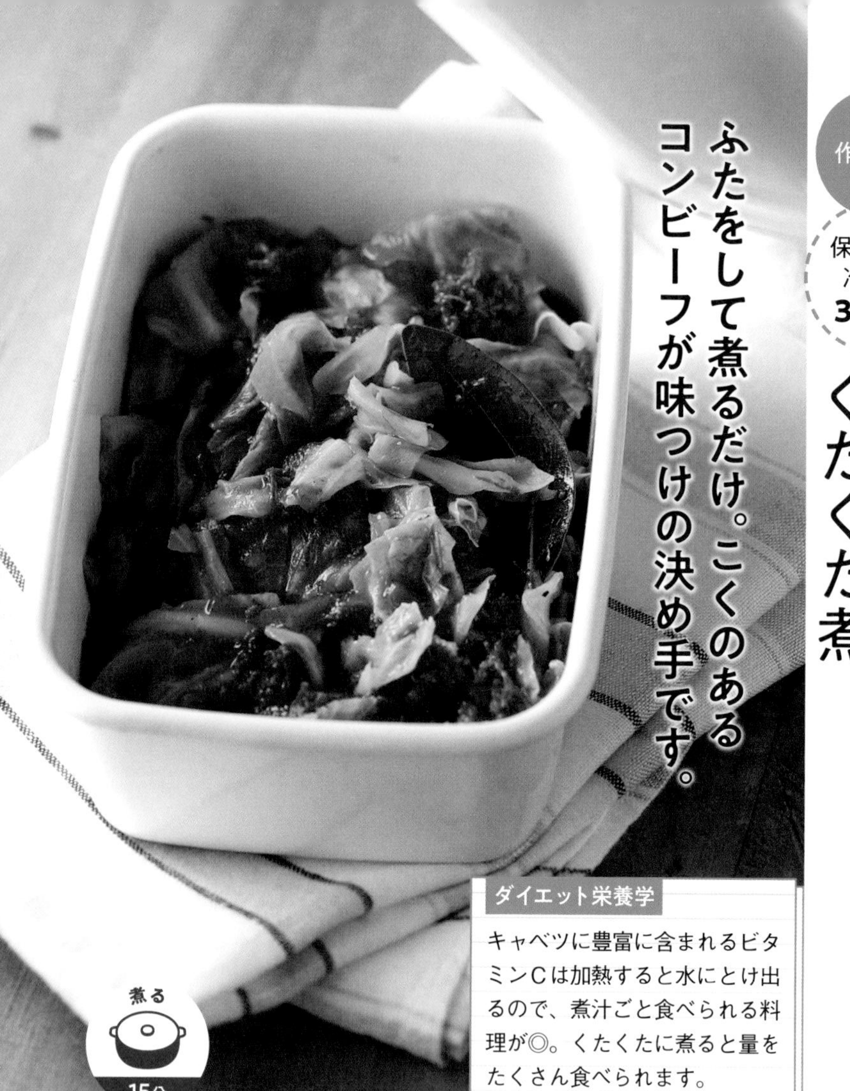

ダイエット栄養学

キャベツに豊富に含まれるビタミンCは加熱すると水にとけ出るので、煮汁ごと食べられる料理が◎。くたくたに煮ると量をたくさん食べられます。

材料/作りやすい分量

キャベツ …………………… ¼個(300g)
コンビーフ…………………小１缶(80g)
a 野菜ジュース ………… １缶(200ml)
　水 ………………………… １カップ
　ロリエ……………………… １枚
塩……………………………小さじ⅓
こしょう …………………………少量

1/4量67kcal　塩分0.8g

作り方

1 キャベツは２㎝角程度のざく切りにする。コンビーフはほぐす。

2 なべに**1**、**a**を入れる。ふたをして中火で15分ほど、キャベツがくたくたになるまで煮る。

3 塩、こしょうで味をととのえる。

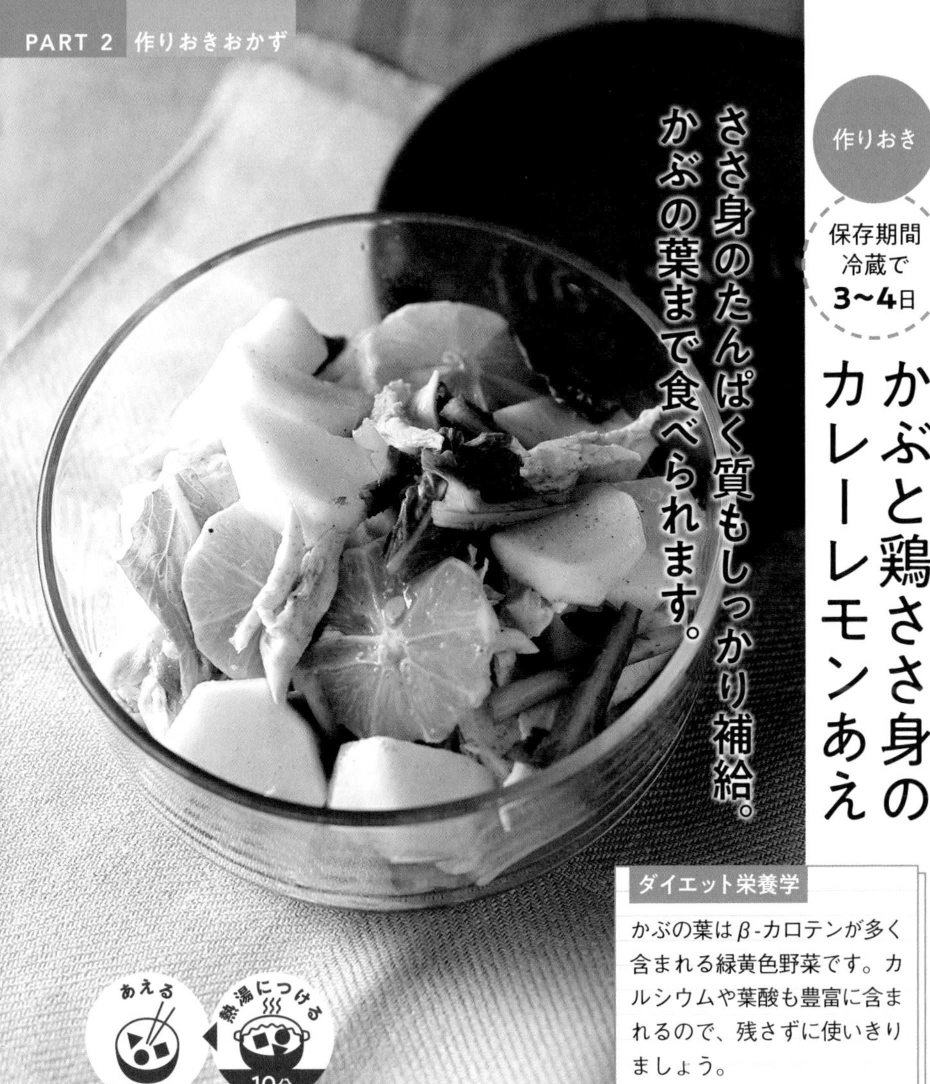

作りおき

保存期間
冷蔵で
3〜4日

かぶと鶏ささ身のカレーレモンあえ

ささ身のたんぱく質もしっかり補給。かぶの葉まで食べられます。

ダイエット栄養学

かぶの葉はβ-カロテンが多く含まれる緑黄色野菜です。カルシウムや葉酸も豊富に含まれるので、残さずに使いきりましょう。

熱湯につける 10分 ▶ あえる

材料／作りやすい分量

- かぶ……3個(根240g＋葉50g)
- 塩……小さじ½
- 鶏ささ身(筋をとり除く)……4本
- レモン……½個
- a
  - オリーブ油……小さじ1
  - カレー粉……小さじ½
  - こしょう……少量

1/4量74kcal　塩分0.1g

作り方

1 かぶの根は皮をむいてくし形に切り、葉は3㎝長さに切る。塩を加えて軽くもみ、10分おいてから水けを絞る。

2 なべに1Lほどの湯を沸かして火を消す。ささ身を入れてそのまま10分ほどおき、湯をきってほぐす。

3 レモンは皮をむいて輪切りにする。

4 **1**、**2**、**3**に**a**を加えてあえる。

作りおき

保存期間
冷蔵で
3~4日

刻みこんぶとツナの煮物

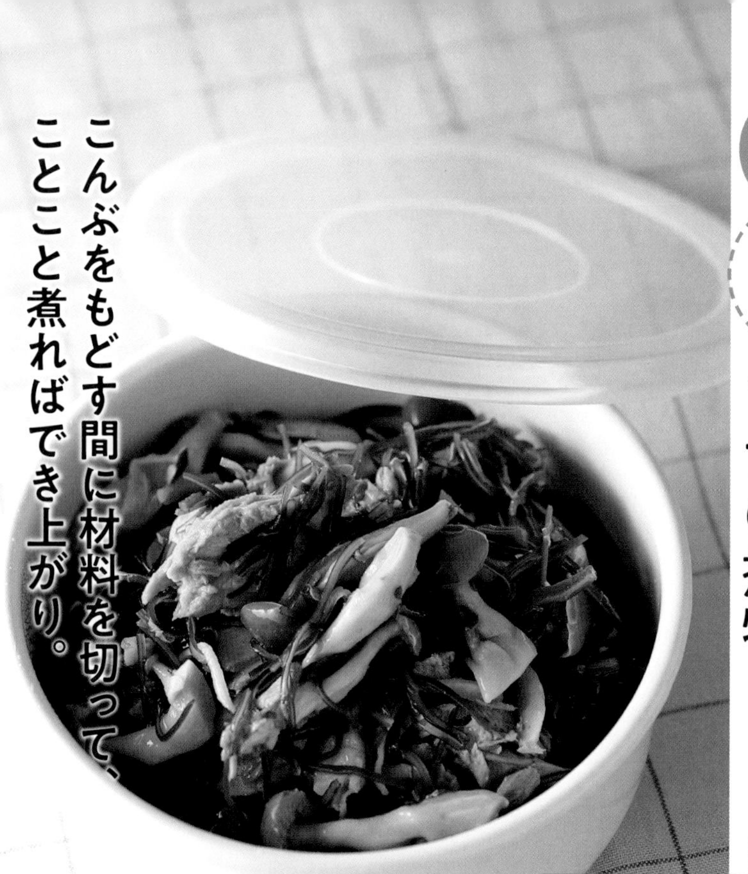

こんぶをもどす間に材料を切って、ことこと煮ればでき上がり。

Fiber 3.9g

ダイエット栄養学

カロリー控えめで食物繊維が豊富なこんぶは、ダイエット向きの食材です。歯ごたえもしっかりしているので、早食い防止にもなります。

煮る 5~10分

材料／作りやすい分量

刻みこんぶ……………………… 乾20g
しめじ類 ……………… 2パック(200g)
ツナ水煮缶………………… 2缶(140g)
しょうが ……………………… 1かけ
a 酢・しょうゆ・みりん
……………………… 各大さじ1

1/4量55kcal　塩分1.4g

作り方

1 刻みこんぶはさっと洗い、水1 ½カップに浸してもどす。

2 しめじは石づきを除いてほぐし、しょうがは細切りにする。

3 なべに**1**、**2**、ツナ缶を汁ごと、**a**を入れ、中火で5～10分ほど煮汁が少なくなるまで煮含める。

作りおき

保存期間
冷蔵で
3〜4日

にんじんときくらげのエスニック風あえ物

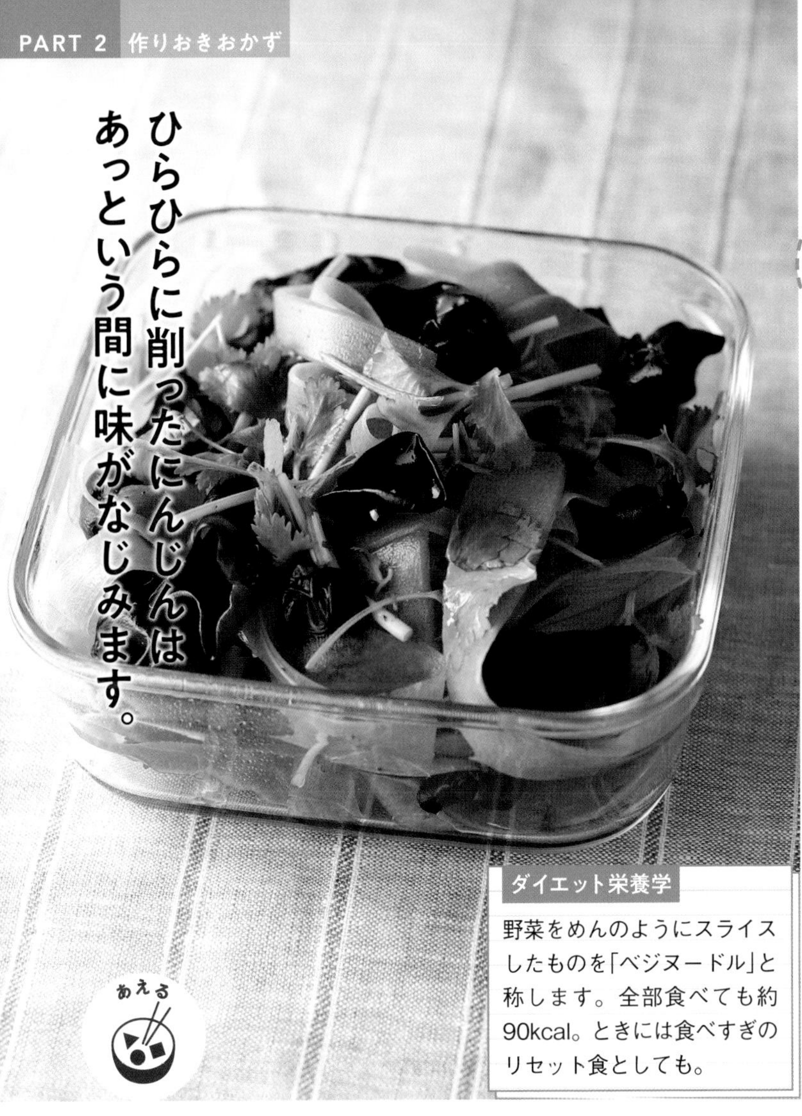

ひらひらに削ったにんじんはあっという間に味がなじみます。

あえる

ダイエット栄養学

野菜をめんのようにスライスしたものを「ベジヌードル」と称します。全部食べても約90kcal。ときには食べすぎのリセット食としても。

材料／作りやすい分量

にんじん …………………… 1本(160g)
きくらげ………乾8g　香菜(しゃんつぁい)………30g
a ［赤とうがらし(小口切り) ……ひとつまみ　酢……大さじ1
　 ナンプラー…………小さじ1強
塩………………………ひとつまみ(0.2g)
こしょう …………………………… 少量

1/4量23kcal　塩分0.5g

作り方

1 にんじんはピーラーでひらひらに削る。きくらげは水に浸してもどす。香菜は1㎝長さに切る。

2 1をaであえ、塩、こしょうで味をととのえる。

column 2 牛尾さんに聞きました！

必要なものをしっかり食べる！

ダイエットする前は仕事柄もあって、やっぱりよく食べていたと思います。夫婦で食べることが好きなので食べ歩きもよくしていました。そういえば、いかり豆などの揚げた豆類が好きだったのですが、「豆だから健康にいいだろう」なんて勝手な解釈もしていましたっけ。ゆるい糖質制限を試みたこともあるのですが、元の食事に戻すと体重も元どおりでした。

今ではなにかを控えるというより、低脂肪かつ高たんぱく質な肉や大豆などの食材をしっかりとるようにしています。調理法も油はなるべく控えるようになりました。脂質は、不飽和脂肪酸が豊富な魚やナッツ類からとるように心がけています。

穀類は未精製のものをとるようにしています。野菜はもちろんですが、果物をよく食べるようになりました。グレープフルーツやキウイ、ベリー系の果物を、朝のヨーグルトといっしょに食べたり、おやつにりんごやドライフルーツを食べたり。体を動かしていると、体が果物を欲する気がします。

ダイエットに成功して、さらに筋トレを始め、本格的に体を絞り始めてはや5年。今では、「こんなにがんばった努力をむだにしたくない」という気持ちから、「体に本当に必要なもの」を考えて食べるようになりました。「食べなくなったもの（下記）」もありますが、絶対に食べないわけではなく、ときどきの楽しみにしています。

よく食べるもの

鶏胸肉はサラダチキンに
カジキ、サケ
マグロなど

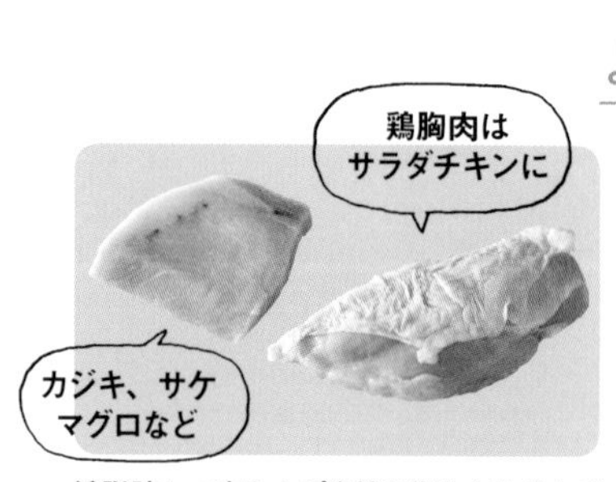

低脂肪かつ高たんぱく質の鶏胸肉や魚など

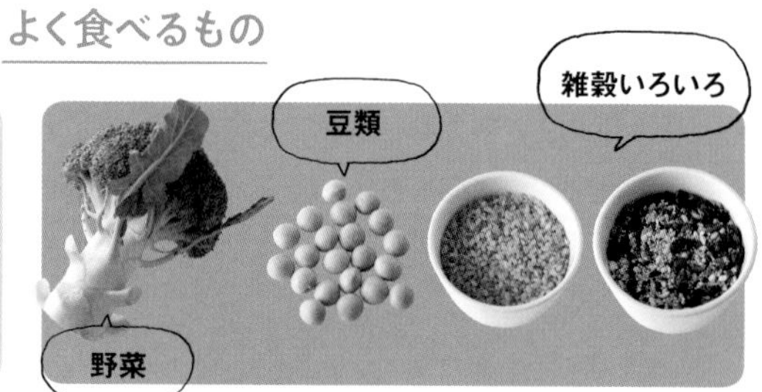

食物繊維やビタミン、ミネラルが豊富な野菜や豆、未精製の穀類など

食べなくなったもの

ときどきのお楽しみ

- アルコール
- 白い炭水化物（白米、白いパン、パスタ、うどん、砂糖など）

ほとんど食べない

- インスタント食品
- ファストフード　など

PART 3

満足度高し！

肉・魚介のおかず

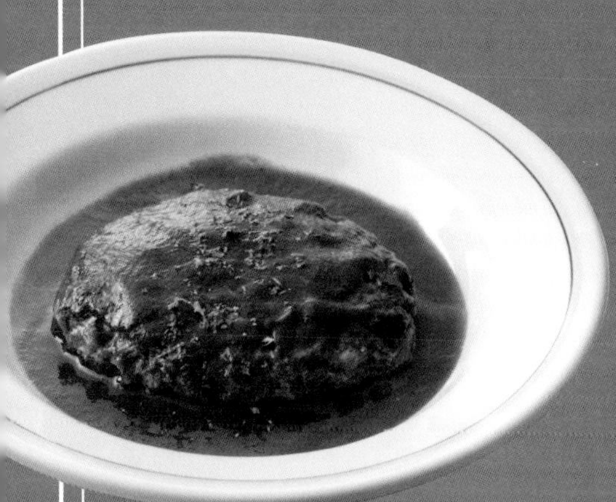

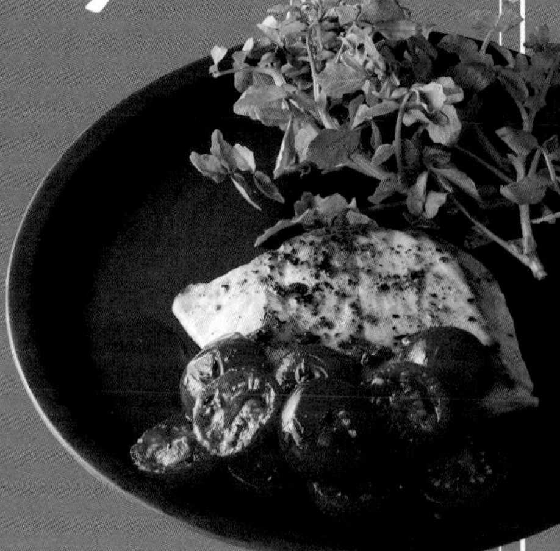

やっぱり主菜は主役です

「今日はなにを食べようかな～」と考えるとき、
楽しみなのはやっぱり主菜。
ダイエット中でも満足できるように、
ボリューム感や食べごたえをくふうした
肉＆魚介のおかずをご紹介します。

火が通りやすい薄切り肉を使った
ゆで豚は、あっという間に完成です。

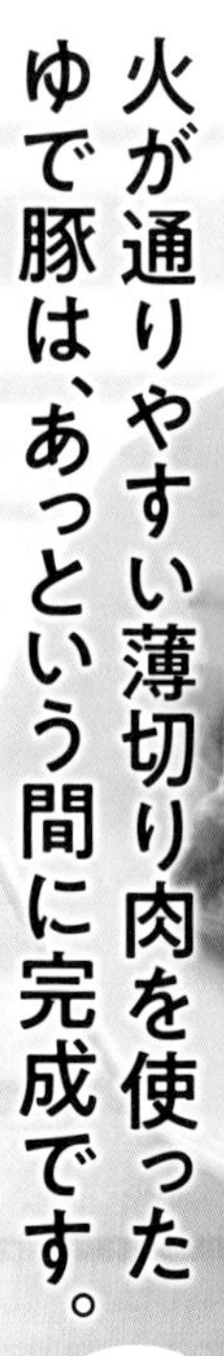

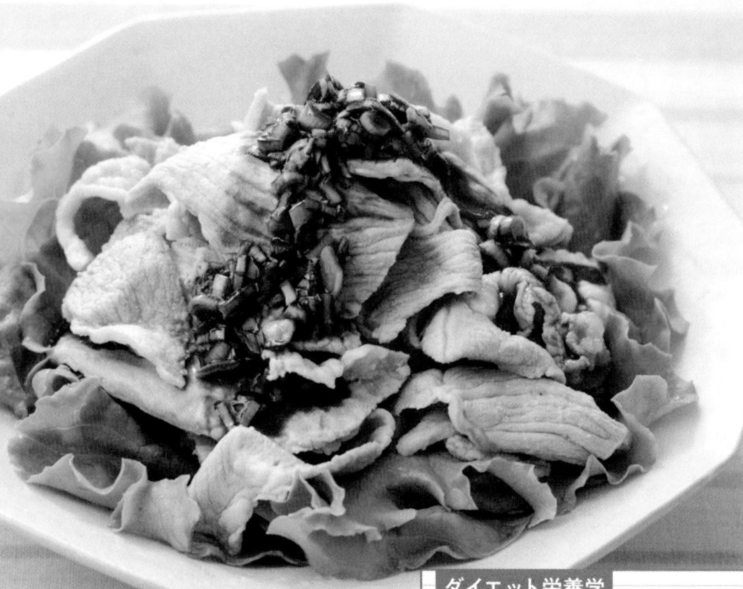

ゆでる ▶ かける

ゆで豚のにらだれかけ

ダイエット栄養学

牛肉と豚肉で脂肪が少ない部位は「もも」や「ヒレ」。豚肉のカロリーは、100gあたり「もも」なら183kcal、「ヒレ」なら130kcal、「バラ」なら395kcalです。

材料／2人分

豚もも薄切り肉……………………150g

a
- にら（あらみじん切り）……$\frac{2}{5}$束（40g）
- にんにく（みじん切り）……$\frac{1}{2}$かけ
- オイスターソース・水……………………各大さじ1
- しょうゆ…………………小さじ1
- 砂糖・ごま油…………各小さじ$\frac{1}{2}$

グリーンカールまたは好みのレタス類……………………………………2枚

1人分173kcal　塩分1.6g

作り方

1 豚肉は食べやすい大きさに切り、ゆでる。冷水にとってざるにあげ、水けをきる。

2 aを混ぜ合わせる（にらだれ）。

3 器にグリーンカールをちぎって敷き、1を盛り、2をかける。

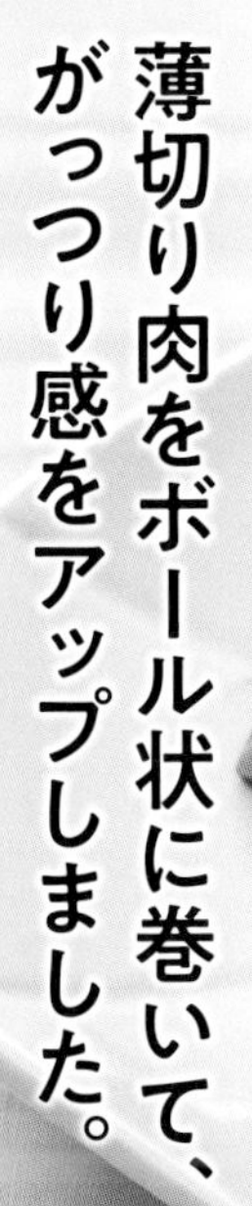

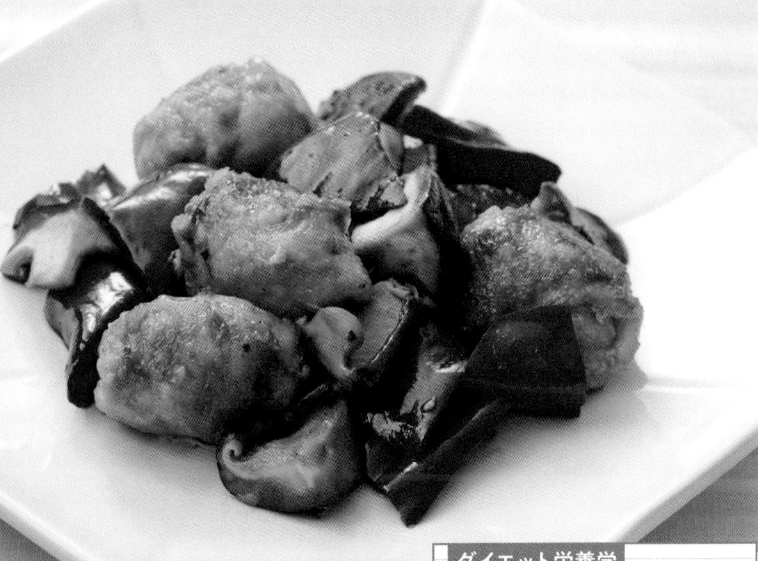

いためる ◀ 焼く

豚肉の黒酢いため

ダイエット栄養学

薄切り肉を丸めれば、低脂肪の部位でも角切り肉よりやわらかく仕上がります。小麦粉をまぶせば油と調味料がよくからみ、揚げ物のようなこっくり感！

材料／2人分

- 豚もも薄切り肉……150g
- 塩・こしょう……各少量
- 小麦粉……約大さじ1
- 赤ピーマン……1個(30g)
- 生しいたけ……4枚
- ごま油……小さじ2
- a
  - 黒酢……大さじ3
  - しょうゆ・酒……各小さじ2
  - はちみつ……小さじ1
  - 塩・こしょう……各少量

1人分235kcal　塩分1.6g

作り方

1 豚肉は塩、こしょうをふって端からくるくると丸め、小麦粉をまぶす。

2 赤ピーマンは乱切りに、しいたけは軸を切り除いて4等分に切る。

3 フライパンにごま油を熱し、**1**をときどきころがしながら焼く。表面に焼き色がついたら、**2**を加えてさっといため合わせる。

4 混ぜ合わせた**a**を加え、汁けがほぼなくなるまで煮からめて器に盛る。

包丁いらずのまいたけで、
しょうが焼きを
ボリュームアップ。
いためる
ダイエット栄養学
まいたけには、カルシウムの吸収を助けるビタミンDが多く含まれています。シャキシャキした歯ごたえで、早食いもストップ！

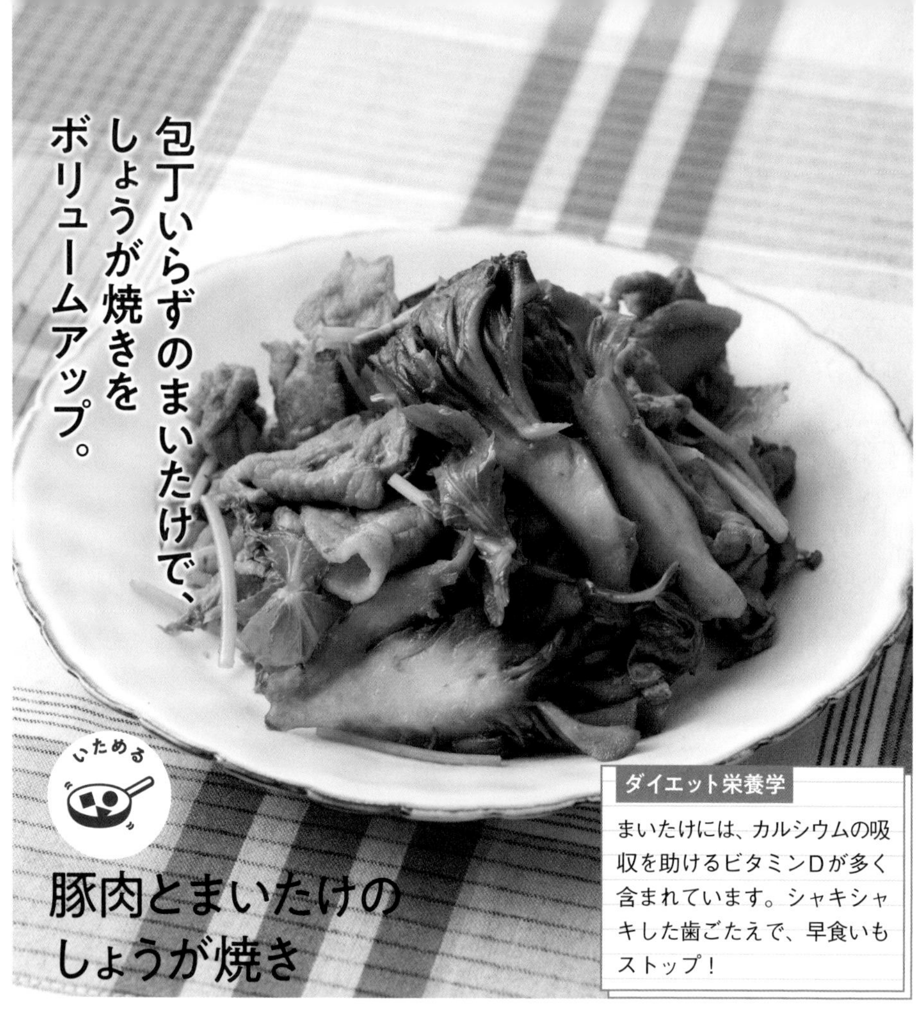

豚肉とまいたけのしょうが焼き

材料／2人分

豚こま切れ肉……150g
まいたけ……1パック(100g)
三つ葉……30g
ごま油……小さじ2
a しょうゆ・みりん……各大さじ1
a 砂糖・酒……各大さじ½
a しょうがの搾り汁……小さじ2

1人分232kcal　塩分1.4g

作り方

1 まいたけは食べやすく手でほぐす。三つ葉は3㎝長さに切る。

2 フライパンにごま油を熱し、豚肉をいためる。肉の色が変わったら、まいたけを加えていため合わせる。

3 まいたけがしんなりとなったら、混ぜ合わせたaをまわし入れてひといためする。

4 三つ葉を加えてさっと混ぜ、器に盛る。

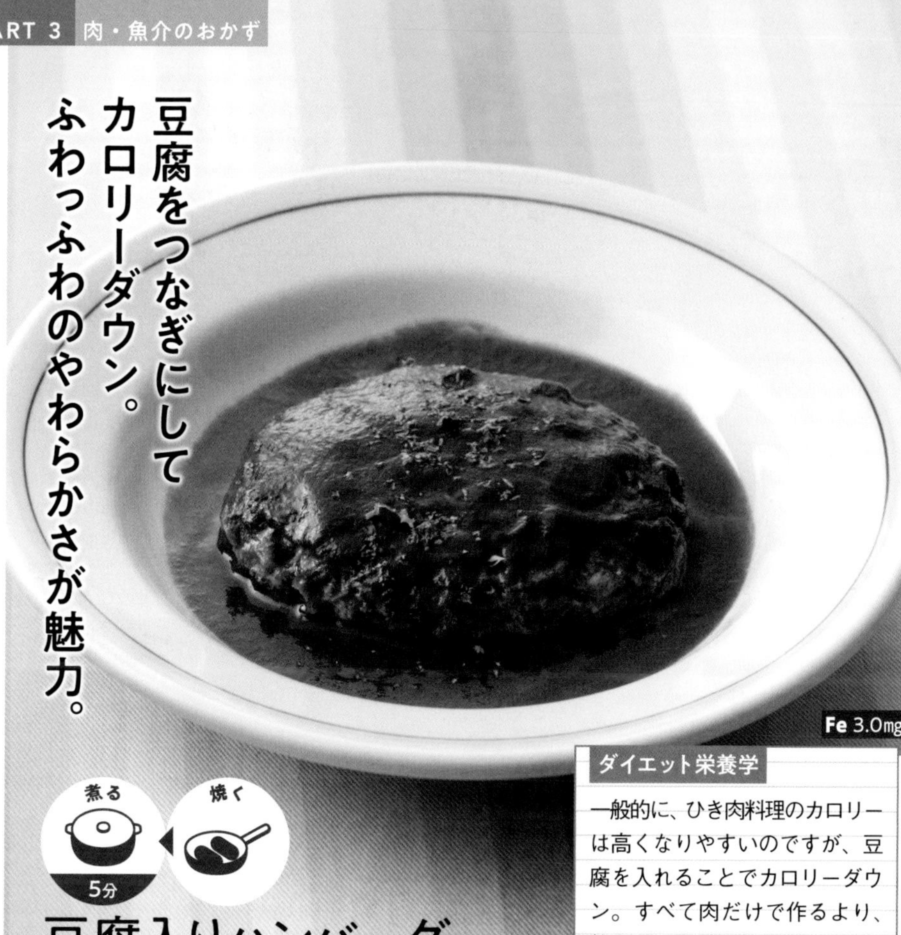

豆腐をつなぎにして
カロリーダウン。
ふわっふわのやわらかさが魅力。

Fe 3.0mg

煮る 焼く 5分

豆腐入りハンバーグ

ダイエット栄養学

一般的に、ひき肉料理のカロリーは高くなりやすいのですが、豆腐を入れることでカロリーダウン。すべて肉だけで作るより、約140kcalおさえられました。

材料／2人分

牛豚ひき肉……150g
もめん豆腐（水きりをする）……½丁（150g）

a
- 玉ねぎ（みじん切り）……¼個（50g）
- とき卵‥大さじ2 パン粉‥大さじ1
- 塩・こしょう……各少量

サラダ油……小さじ2

b
- トマトピュレ・水……各½カップ
- ウスターソース……小さじ2
- ロリエ……1枚

塩・こしょう……各少量 パセリ……適量

1人分354kcal 塩分1.5g

作り方

1 ひき肉と豆腐、aを練り混ぜ、2等分にして小判形に整える。パセリはみじん切りにする。

2 フライパンにサラダ油を熱し、1を並べ入れる。両面に焼き色をつけたら、混ぜ合わせたbを加え、ふたをして中火で5分ほど煮る。

3 塩、こしょうで味をととのえて器に盛り、パセリをふる。

トースターにおまかせでラクラク。
にんにくとハーブで香りよく。
Fe 1.7mg
Fiber 5.0g
トースター
約10分

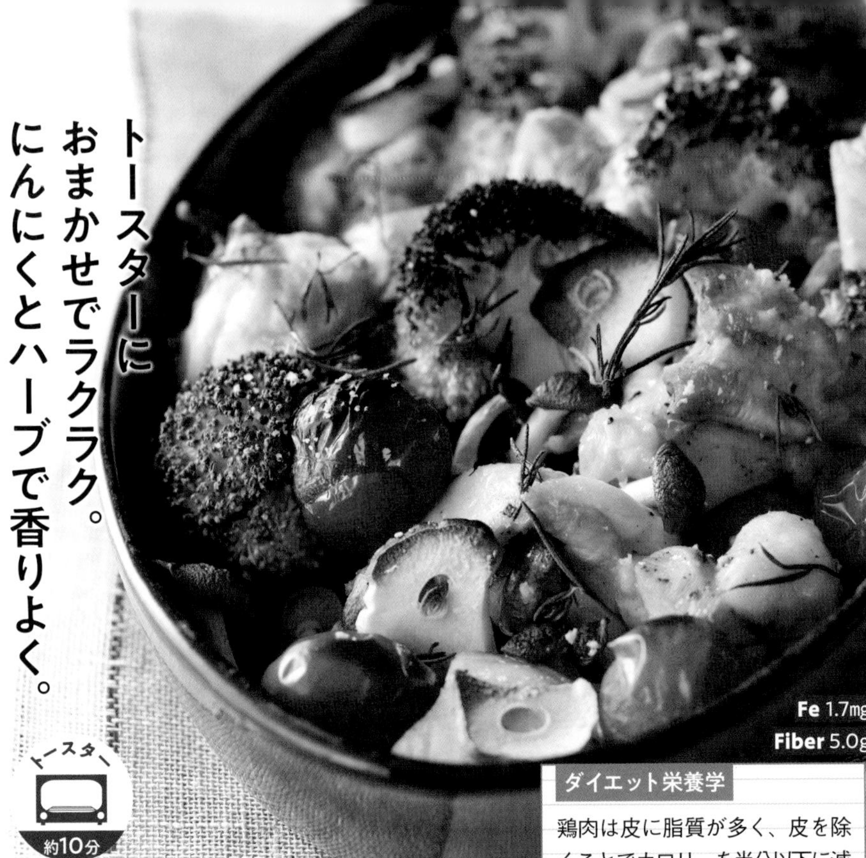

鶏肉のオーブントースター焼き

ダイエット栄養学

鶏肉は皮に脂質が多く、皮を除くことでカロリーを半分以下に減らせます。ブロッコリーとミニトマトで、ビタミンC、β-カロテン、食物繊維もばっちりです。

材料／2人分

- 鶏もも肉(皮なし)…………1枚(200g)
- 塩・こしょう……………各少量
- ブロッコリー……………小½株(120g)
- しめじ類…………………1パック(80g)
- ミニトマト…………………10個
- にんにく……………………1かけ
- ローズマリー………………1本
- 塩・こしょう………………各少量

1人分174kcal　塩分1.0g

作り方

1 鶏肉は小さめの一口大に切り、塩、こしょうをふる。

2 ブロッコリーは小房に分け、しめじは石づきを除いてほぐす。ミニトマトはへたを除き、にんにくは薄切りにする。ローズマリーは葉を摘む。

3 耐熱皿にオリーブ油（分量外）を薄く塗り、**1**と**2**を入れて塩、こしょうをふり、オーブントースターで10分ほど焼く。

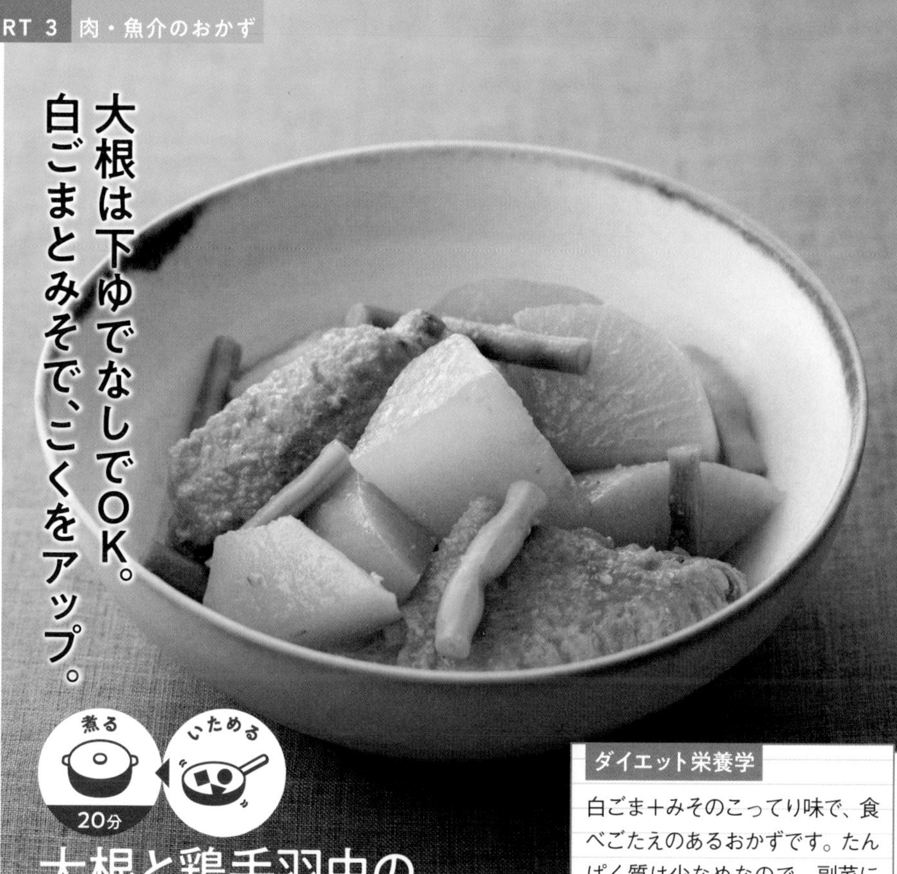

大根は下ゆでなしでOK。白ごまとみそで、こくをアップ。

煮る 20分 いためる

大根と鶏手羽中のごまみそ煮

ダイエット栄養学

白ごま＋みそのこってり味で、食べごたえのあるおかずです。たんぱく質は少なめなので、副菜には「おからとサケ缶のサラダ(83ページ)」などがおすすめ。

材料／2人分

- 大根……¼本(250g)
- 鶏手羽中……骨つきで30gのもの4本
- さやいんげん……5本
- しょうが……1かけ
- サラダ油……少量
- a
  - 水……1カップ
  - みりん……小さじ2
  - しょうゆ……小さじ1
- みそ・すり白ごま……各小さじ2

1人分169kcal　塩分1.4g

作り方

1 大根は皮をむいて乱切りにする。いんげんは筋を除いて3㎝長さに切る。しょうがは皮をむき、包丁の腹を当て、手を押し当ててつぶす。

2 厚手のなべにサラダ油を中火で熱し、鶏手羽中を入れて全体に焼き色をつける。大根としょうが、混ぜ合わせたaを加えて落としぶたをし、煮立ったら弱火で20分ほど煮る。

3 いんげんを入れ、みそを加えて煮立ったらすりごまを加え、器に盛る。

はるさめの代わりに、
低カロリーな
糸こんにゃくで作るチャプチェ。
Ca 216mg
Fe 4.1mg
Fiber 4.3g
いためる
ゆでる

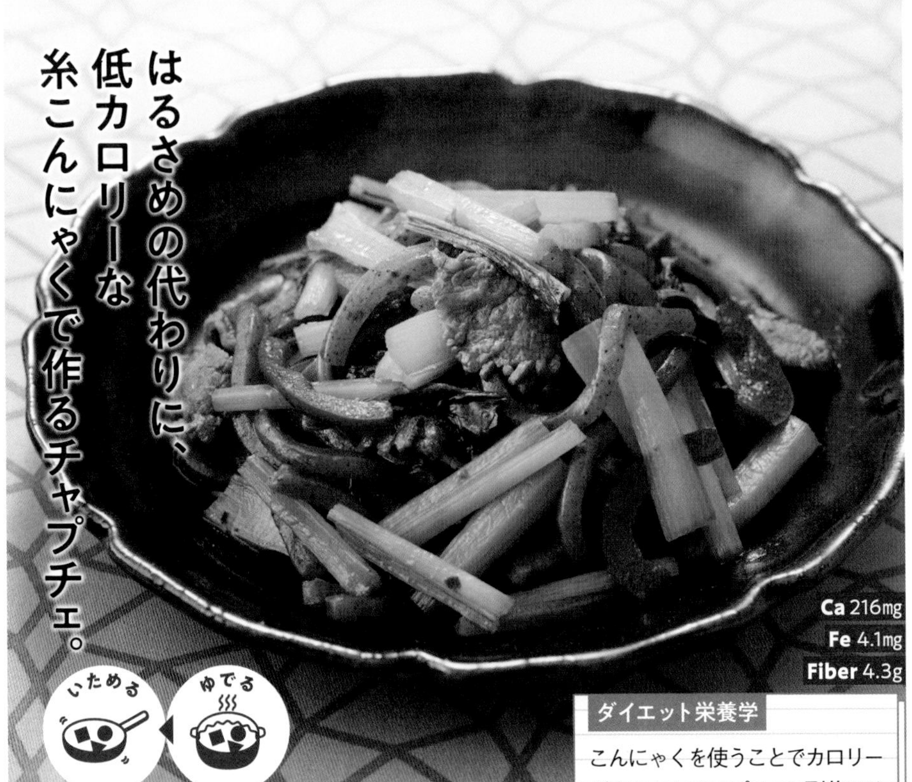

ダイエット栄養学

こんにゃくを使うことでカロリーダウンしたチャプチェ。副菜には「大豆とひじきの酢漬け(85ページ)」など、たんぱく質をとれるおかずがおすすめです。

牛肉と小松菜と糸こんにゃくのチャプチェ風

材料／2人分

- 牛こま切れ肉……100g
- 小松菜……2/3束(200g)
- 赤パプリカ……1/6個(20g)
- 糸こんにゃく……180g
- ごま油……小さじ2
- 豆板醤(とうばんじゃん)……小さじ1/4
- a
  - 酒……大さじ1
  - しょうゆ……小さじ2
  - みそ・砂糖……各小さじ1

1人分188kcal　塩分1.5g

作り方

1 小松菜は4㎝長さに切る。パプリカは横に薄切りにする。糸こんにゃくは熱湯でさっとゆで、食べやすい長さに切る。

2 フライパンにごま油と豆板醤を熱し、牛肉、①の順に加えていため合わせる。

3 混ぜ合わせたaを加えてひといためし、器に盛る。

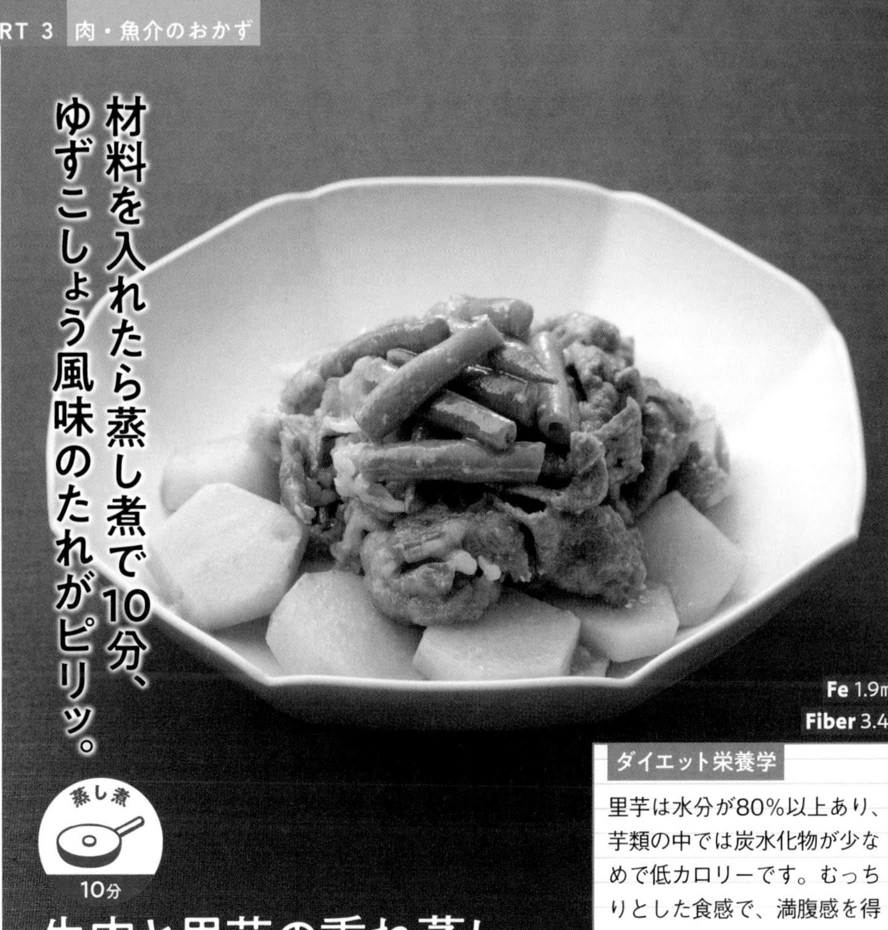

材料を入れたら蒸し煮で10分、ゆずこしょう風味のたれがピリッ。

Fe 1.9mg
Fiber 3.4g

ダイエット栄養学

里芋は水分が80%以上あり、芋類の中では炭水化物が少なめで低カロリーです。むっちりとした食感で、満腹感を得やすい食材です。

蒸し煮 10分

牛肉と里芋の重ね蒸し

材料／2人分

牛こま切れ肉……120g
里芋……200g
さやいんげん……60g
a［みそ・酒・みりん……各小さじ2
サラダ油……小さじ1
ゆずこしょう・しょうゆ……各小さじ½］
水……½カップ

1人分242kcal　塩分1.3g

作り方

1 牛肉は**a**を加えて混ぜ合わせる。

2 里芋は皮をむいて1〜2㎝厚さに切る。いんげんはへたを切り除いて3㎝長さに切る。

3 厚手のなべ（またはフライパン）に里芋、**1**、いんげんの順に平らに重ね入れ、水を注ぐ。ふたをして中火にかけてから10分ほど蒸し煮にし、器に盛る。

フライパンで作れる煮魚。
おろし大根がしっとりからみます。
Fiber 5.2g
焼く
煮る
5分

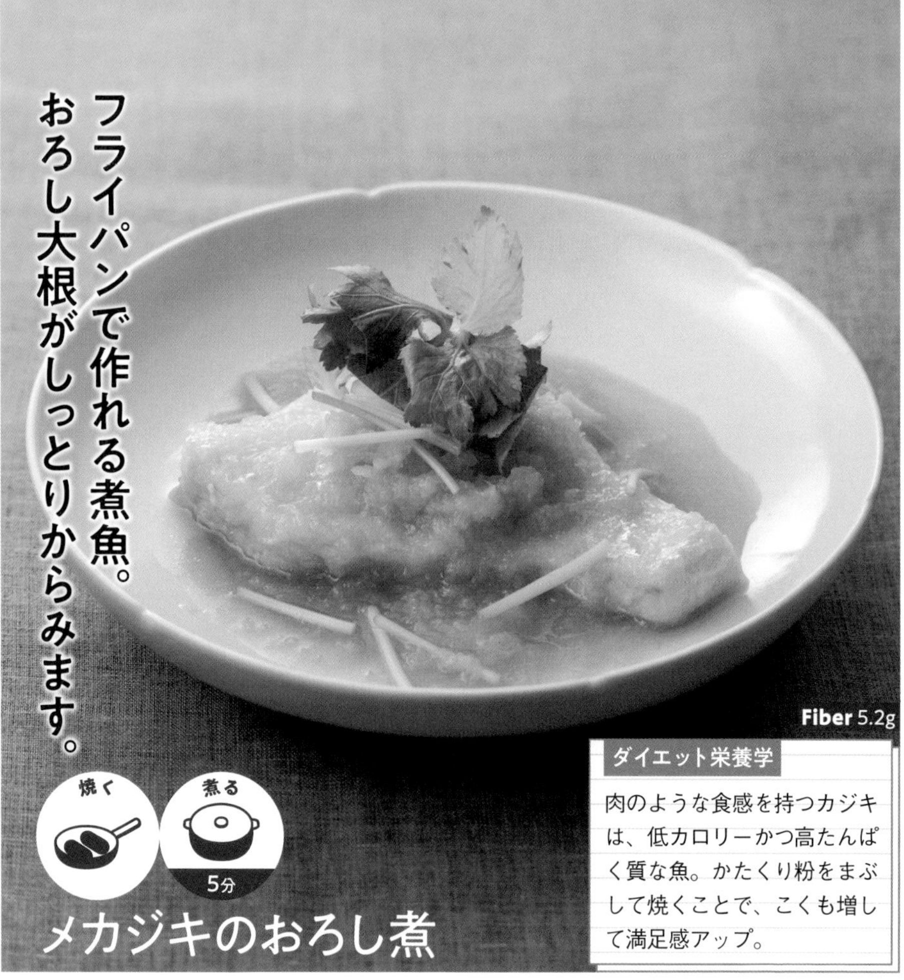

メカジキのおろし煮

ダイエット栄養学

肉のような食感を持つカジキは、低カロリーかつ高たんぱく質な魚。かたくり粉をまぶして焼くことで、こくも増して満足感アップ。

材料／2人分

- メカジキ……2切れ(160g)
- 塩……少量
- かたくり粉……大さじ1

大根……5cm分(200g)
サラダ油……小さじ1

a
- だし……¾カップ
- みりん・うす口しょうゆ……各大さじ1

三つ葉(2～3cmに切る)……適量

1人分219kcal　塩分2.2g

作り方

1 大根は皮をむいてすりおろし、軽く汁けをきる。

2 メカジキは塩をふり、かたくり粉をまぶす。

3 フライパンにサラダ油を中火で熱し、2を入れて両面に焼き色をつける。混ぜ合わせた**a**と1を加えて落としぶたをし、弱火で5分ほど煮る。

4 器に盛り、三つ葉を散らす。

メカジキを焼いて、
残った油でトマトをいためます。
いためる
焼く
3分+3分

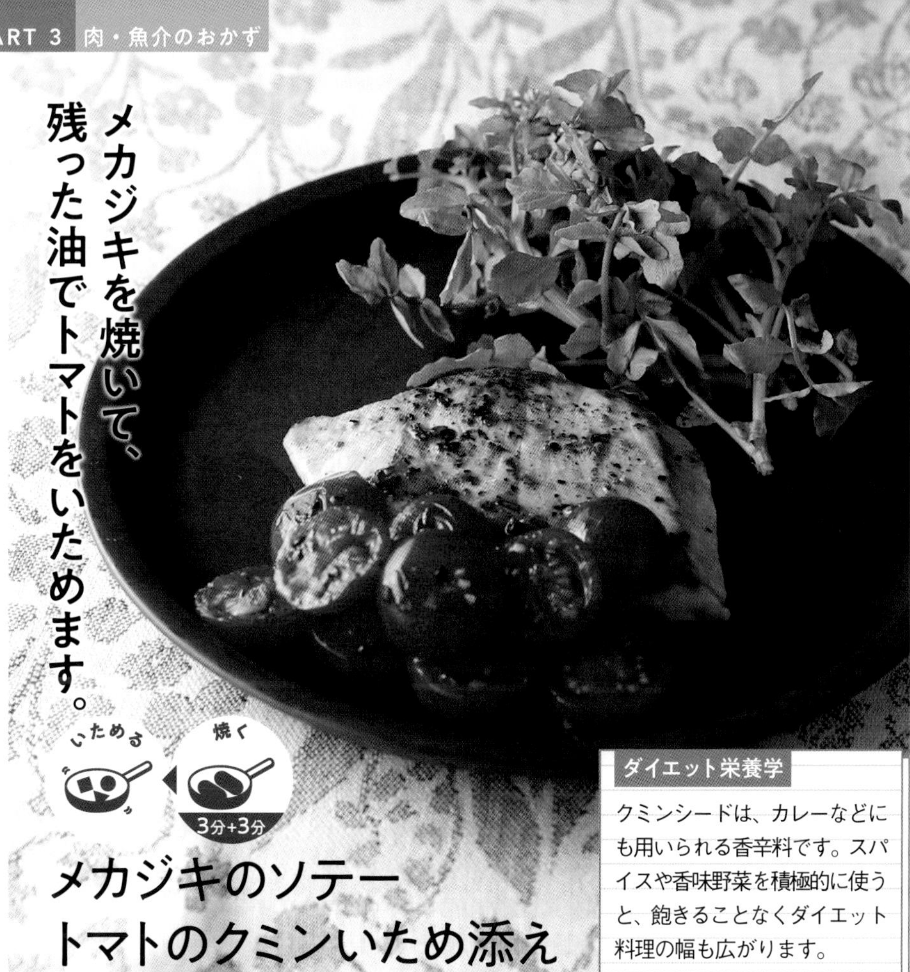

メカジキのソテー トマトのクミンいため添え

ダイエット栄養学

クミンシードは、カレーなどにも用いられる香辛料です。スパイスや香味野菜を積極的に使うと、飽きることなくダイエット料理の幅も広がります。

材料／2人分

- メカジキ……2切れ(200g)
- 塩……小さじ¼
- こしょう……少量
- オリーブ油……小さじ2
- ミニトマト(半分に切る)……10個
- にんにく(みじん切り)……1かけ
- クミンシード※……小さじ¼
- 塩・こしょう……各少量
- クレソン……1束(30g)

※なければカレー粉でもよい。

1人分200kcal　塩分1.2g

作り方

1 メカジキは塩、こしょうをふる。オリーブ油を熱したフライパンで両面を3分ずつ焼いて中まで火を通す。

2 メカジキはとり出しておき、フライパンに残った油でにんにく、クミンシードをいため、香りが立ったらミニトマトを加えていため合わせ、塩、こしょうをふる。

3 皿にメカジキを盛り、2をのせてクレソンを添える。

刺し身用さくをステーキに。
夏野菜を刻んだ
ピリ辛ソースをかけて。
かける
焼く
Fe 1.8mg

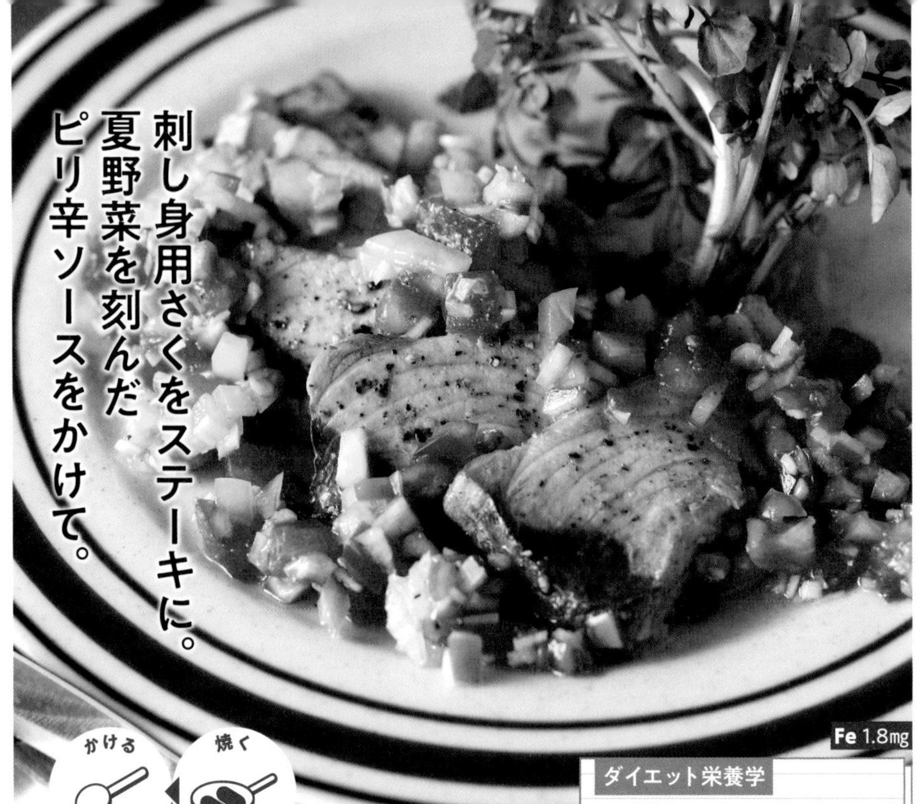

ダイエット栄養学

魚の中でもカツオやマグロの赤身は低脂肪かつ低カロリーなうえ鉄が豊富。調理も楽です。刺し身用のさくを使えば、肉のような食感を楽しめます。

カツオステーキ サルサソース

材料／2人分

- カツオ(刺し身用さく)……½さく(140g)
- 塩・こしょう……各少量
- a
  - トマト……小1個(120g)
  - ピーマン……1個(30g)
  - 玉ねぎ……20g
  - 黄パプリカ……¼個(30g)
  - にんにく……1かけ
- b
  - オリーブ油・レモン果汁……各小さじ1
  - ペッパーソース(商品名「タバスコ」など)・塩・こしょう……各少量
- オリーブ油……小さじ1
- クレソン……⅔束(20g)

1人分147kcal　塩分0.9g

作り方

1 カツオは1.5㎝厚さのそぎ切りにし、塩、こしょうをふる。

2 aはすべてみじん切りにし、bと混ぜ合わせる。

3 フライパンにオリーブ油を熱し、1の両面を色が変わるまで焼く。器に盛り、2をかけてクレソンを添える。

火を使わないのが楽でうれしい。
野菜と混ぜて、ごはんにのせても。
Fe 1.6mg
あえる

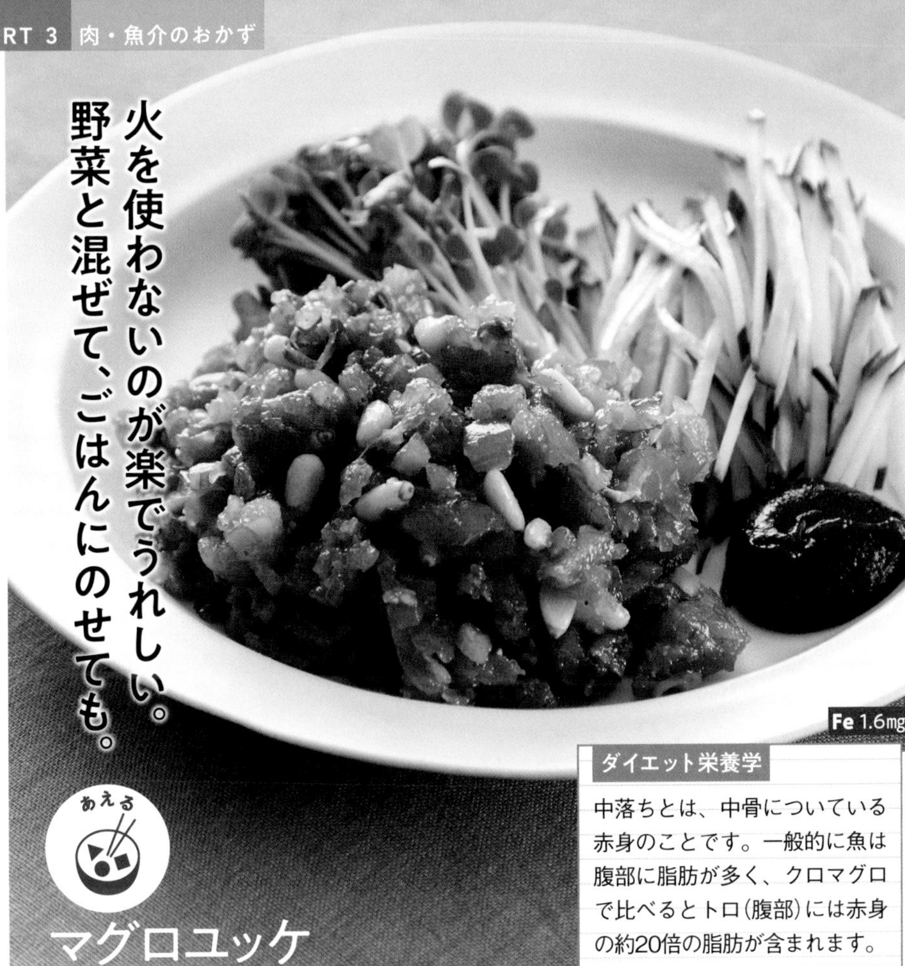

マグロユッケ

ダイエット栄養学

中落ちとは、中骨についている赤身のことです。一般的に魚は腹部に脂肪が多く、クロマグロで比べるとトロ(腹部)には赤身の約20倍の脂肪が含まれます。

材料／2人分

マグロの中落ち……150g

a
- おろしにんにく……½かけ分
- 小ねぎ(小口切り)・松の実…各10g
- しょうゆ・ごま油……各小さじ1
- 塩・こしょう……各少量

きゅうり……½本(50g)

貝割れ菜……½パック

コチュジャン(好みで)……小さじ1

1人分250kcal　塩分1.2g

作り方

1 マグロは細かく刻み、aであえる。

2 きゅうりはせん切りにし、貝割れ菜は根を切り除く。

3 1、2を器に盛り、コチュジャンを添える。

イカもレタスももやしも、
火が通りやすいので
サッといためて。
いためる

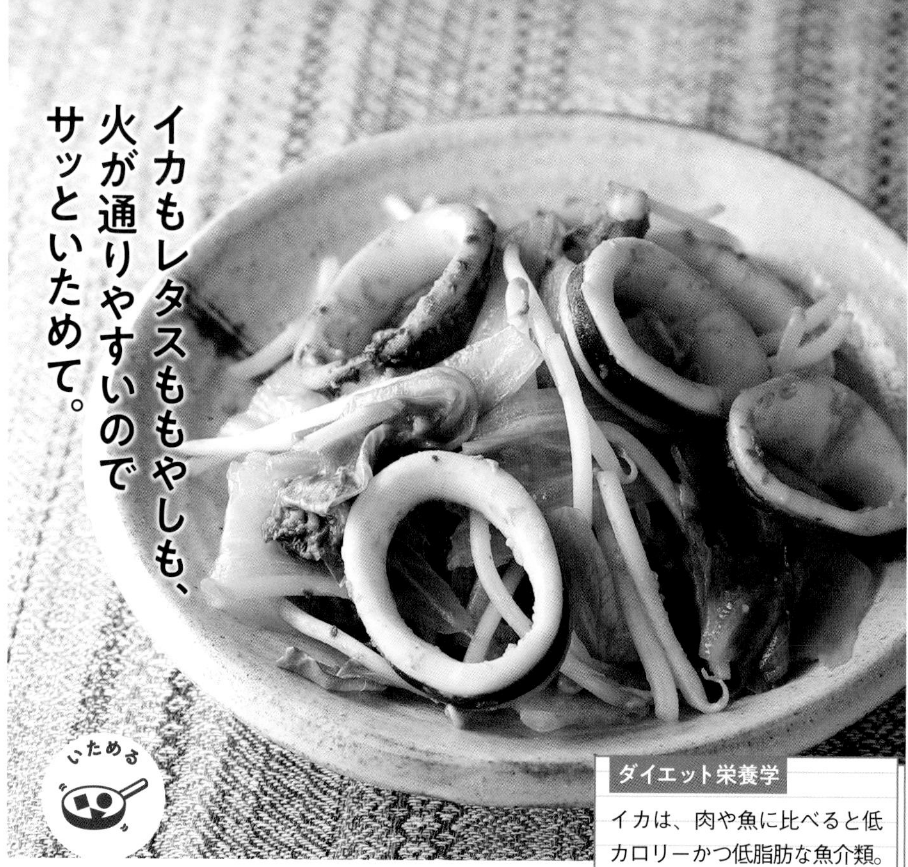

ダイエット栄養学

イカは、肉や魚に比べると低カロリーかつ低脂肪な魚介類。下処理ずみの冷凍イカなら、おいしさが変わらずに楽に料理できます。

イカとレタスのにんにくみそいため

材料／2人分

- イカ（内臓を除く）…………1ぱい（200g）
- レタス…………………$\frac{1}{4}$玉（100g）
- もやし…………………………100g
- にんにく（薄切り）……………1かけ
- 赤とうがらし（種をとり除く）………1本
- ごま油…………………小さじ2
- a
  - みそ・みりん………各大さじ1
  - しょうゆ……………小さじ1

1人分179kcal　塩分2.1g

作り方

1 イカは胴は輪切り、足は吸盤をとり除いて2〜3本ずつに分ける。

2 レタスは手でちぎり、もやしはできればひげ根をとり除く。

3 フライパンにごま油、にんにく、とうがらしを熱し、香りが立ったら1をいためる。イカがプリッとして火が通ってきたら、2を加えてさっといため、aをからめる。

さんしょうの香りがさわやか。
じゃが芋も入って、
食べごたえがあります。
いためる

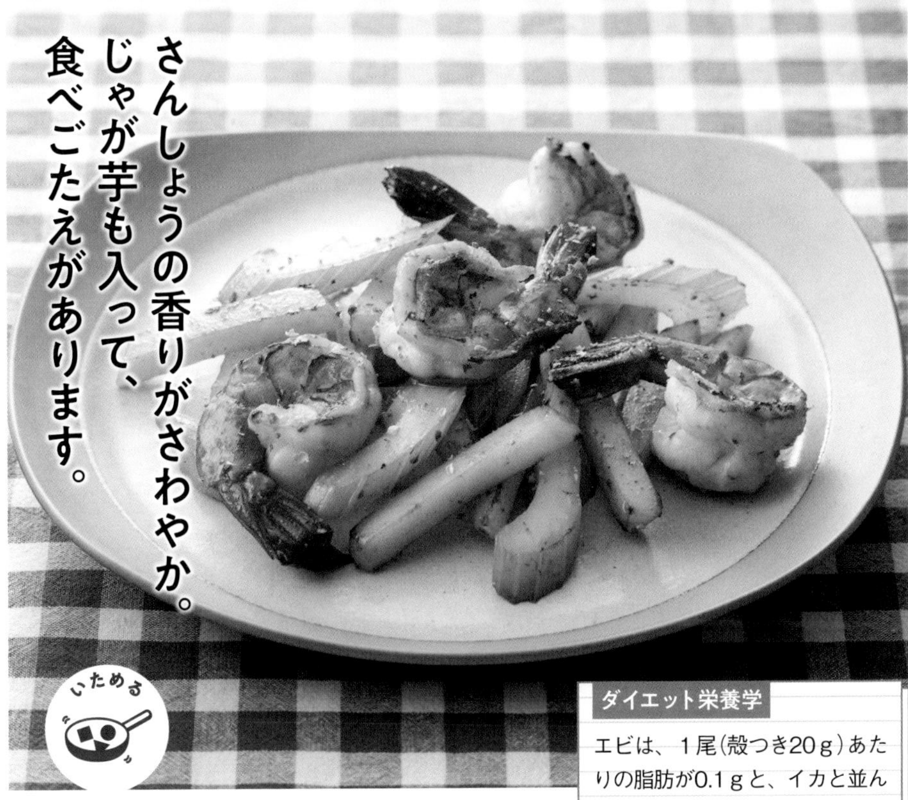

ダイエット栄養学

エビは、1尾(殻つき20g)あたりの脂肪が0.1gと、イカと並んで低カロリーかつ低脂肪な魚介類です。淡泊(たんぱく)でいて独特のうま味と風味があります。

エビとセロリのさんしょういため

材料／2人分

無頭エビ……………8尾(殻つきで160g)
セロリ……………½本(50g)
じゃが芋……………1個(150g)
しょうが(みじん切り)……………1かけ
ごま油……………小さじ2
a しょうゆ……………小さじ½
a 塩……………小さじ¼
a 粉ざんしょう……………少量

1人分154kcal　塩分1.0g

作り方

1 エビは尾を残して殻をむき、背に切り込みを入れて背わたをとり除く。
2 セロリは筋を除いて5㎜厚さの斜め切りに、じゃが芋は皮をむいて拍子木切りにする。
3 フライパンにごま油としょうがを入れて中火で熱し、1、じゃが芋、セロリの順に加えて芋に火が通るまでいため合わせ、aで調味して器に盛る。

column 3 牛尾さんに聞きました！

自分が続けやすいスタイルで♪

よくも悪くも、いま私が食べているものが、将来の自分の体を作る——。そう強く意識して過ごしています。

とはいえ、毎日凝った料理を作って、食べているわけではありません。インスタで、私がリアルに食べたものをときどきアップするんですが、基本は雑穀入りの玄米ごはんにおかずが2品か、一汁一菜。あとは、ごはんにおかずをのっけるどんぶり。このスタイルがいちばん楽なんですよね。食事は毎日のことなので、自分が続けやすいやり方がいちばんです。

よかったら私の食事をのぞいてみてください。1食あたりの内容とボリュームなど、ヒントになれば幸いです。そして、もっと簡単な料理や市販品におきかえてもいいので、自分の続けやすい方法が見つかるといいですね。

牛尾さんの毎日ごはん

牛尾さんのインスタグラムはこちら
https://www.instagram.com/rieushio/

この日は
1月7日

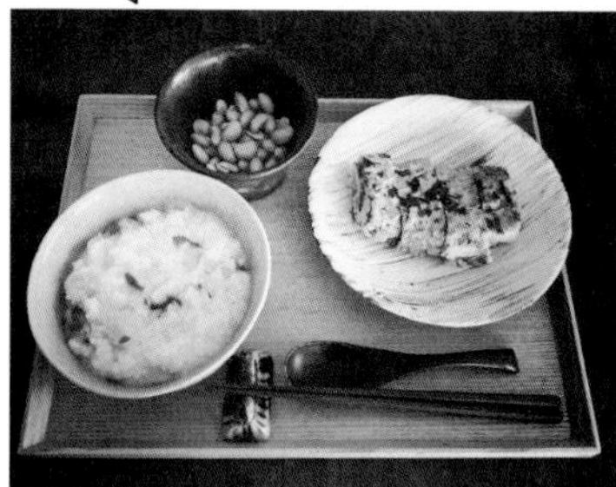

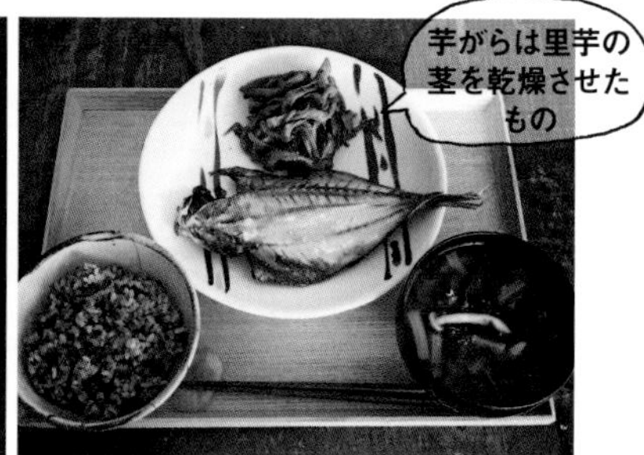

芋がらは里芋の茎を乾燥させたもの

（左）七草がゆ、小松菜とシラスの卵焼き、青大豆の浸し豆。
（右）雑穀玄米ごはんにアジの干物、芋がらのきんぴら、みそ汁。

ブロッコリーは頼りになります

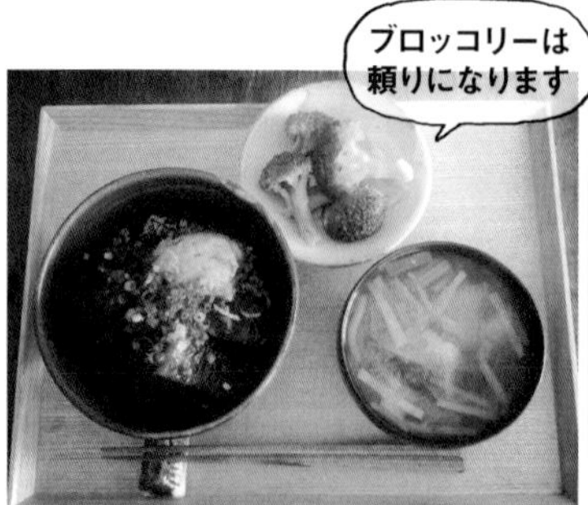

ピーマンのへたも種も食べちゃいます

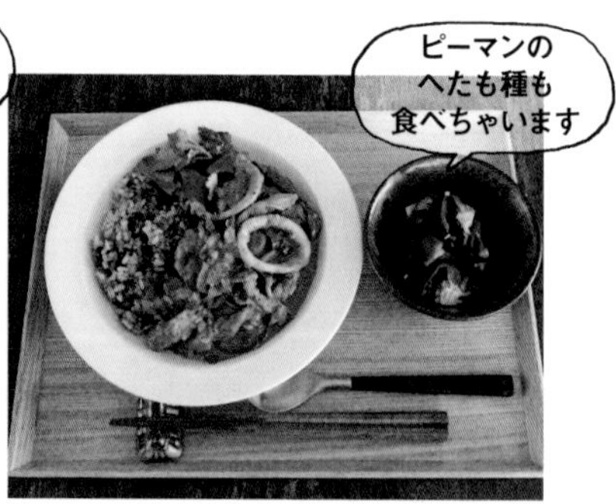

（左）イカと余り野菜をいためてごはんにかけたもの、まるごとピーマン焼き（86ページ）。
（右）マグロアボカド丼、究極の塩ゆでブロッコリー（22ページ）、野菜のみそ汁。

PART 4

バリエを増やそう！

野菜のおかず

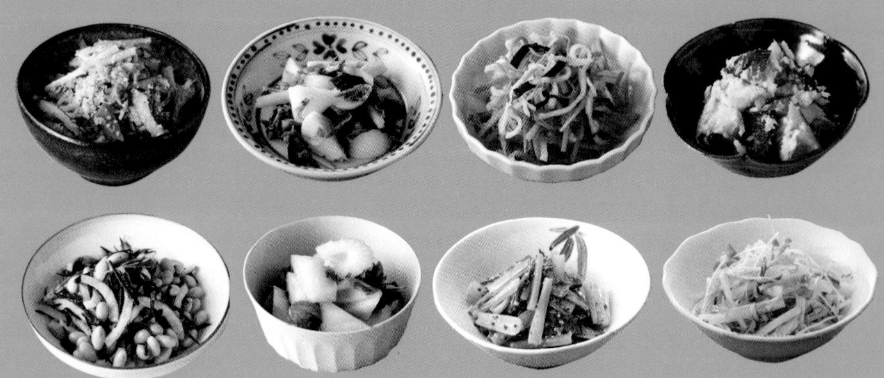

副菜はササッとおいしく

季節を感じる野菜のおかずは、
食事の時間を満ち足りた気持ちにさせてくれます。
手軽に作れて、ビタミン、ミネラル、食物繊維などを
しっかり補給できる副菜をご紹介します。

味の決め手は
塩こんぶ
作りおきOK
冷蔵で
3～4日
混ぜる
切って、
混ぜるだけ
作りおきOK
冷蔵で
3～4日
混ぜる

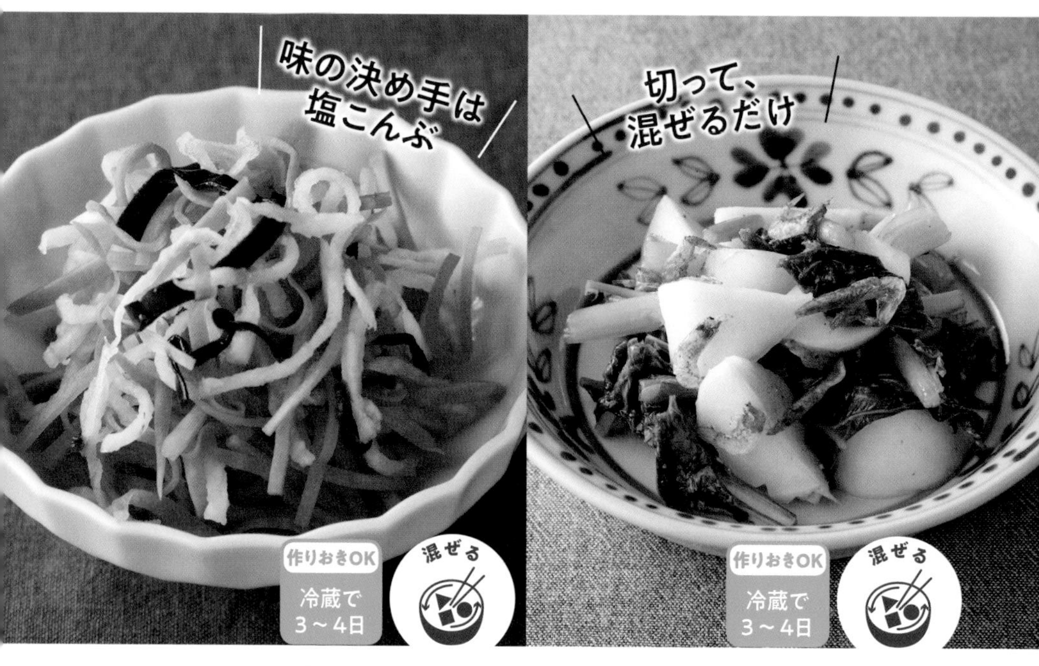

にんじんと切り干し大根の塩こんぶあえ

材料／2人分

- にんじん……………大½本(100g)
- 塩………………………小さじ⅕

切り干し大根………………乾10g

a
- 塩こんぶ……………………5g
- 酢…………………………大さじ½
- しょうゆ……………小さじ½
- 赤とうがらし(小口切り)……少量

1人分39cal　塩分1.1g

作り方

1 にんじんはせん切りにする。塩もみをして水けを絞る。

2 切り干し大根は水でもどして水けを絞り、食べやすい長さに切る。

3 **1**と**2**を合わせて**a**を加え、よく混ぜる。

かぶとサクラエビのマリネ

材料／2人分

- かぶ(葉つき)…………… 2個(160g)
- 塩……………………………小さじ¼

a
- サクラエビ………………乾5g
- オリーブ油・酢……各小さじ1
- こしょう……………………少量

1人分44kcal　塩分0.6g

作り方

1 かぶはくし形に切り、かぶの葉は3㎝長さに切る。

2 **1**を塩でもみ、20分おく。水けを絞り、**a**を加えて混ぜ合わせる。

ダイエット栄養学

食事の初めに野菜を食べることをベジファーストといいます。食べすぎ防止になりますし、食後の血糖値の急上昇を防ぐ効果もありますね。

エビはさっと
いためて
いためる

トースターに
おまかせ！
Ca 120mg
トースター
3~5分

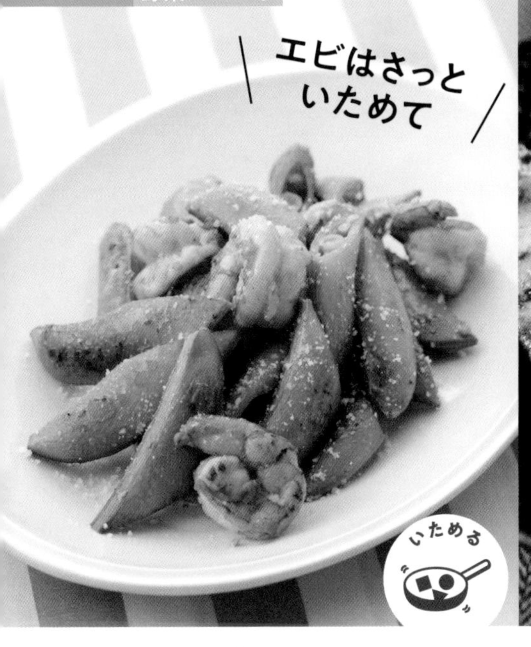

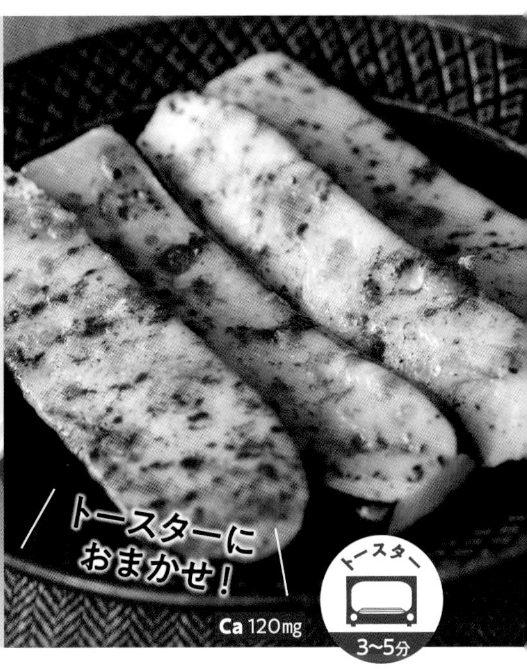

スナップえんどうとエビのチーズ風味いため

材料／２人分

スナップえんどう（へたと筋を除いて斜め半分に切る）……150g
むきエビ（背わたを除く）……60g
オリーブ油……小さじ２
白ワイン……大さじ１
a 粉チーズ・レモン果汁……各小さじ２
a 塩・こしょう……各少量

1人分114kcal　塩分0.6g

作り方

1 フライパンにオリーブ油を熱し、スナップえんどうの両面を焼く。
2 エビを加えていため、白ワインを加える。エビに焼き色がついたら火を消し、aを加えて混ぜ、器に盛る。

ズッキーニのチーズ焼き

材料／２人分

ズッキーニ……小１本（160g）
モッツァレラチーズ……60g
a 塩・こしょう……各少量
a パプリカパウダー（あれば）……適量

1人分96kcal　塩分0.4g

作り方

1 ズッキーニは縦に４等分に切る。チーズをちぎってのせ、aをふる。
2 オーブントースターでチーズがとけるまで３～５分焼く。

ダイエット栄養学

ズッキーニはまる１本（160g）食べてもわずか22kcalと低カロリー。相性のよいチーズや油を使った料理も楽しめますね。

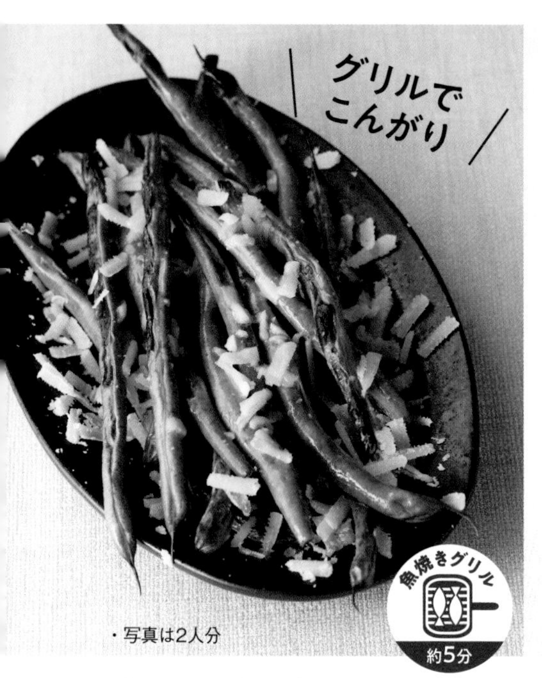

グリルでこんがり
魚焼きグリル
約5分
・写真は2人分

ポリ袋でもむだけ
作りおきOK
冷蔵で4～5日
漬ける

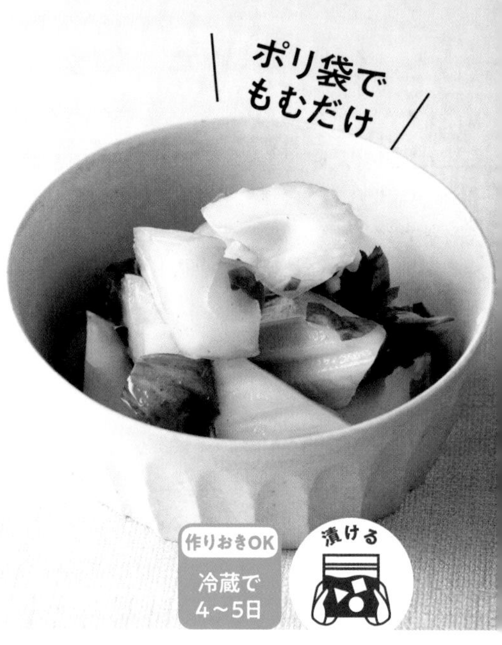

さやいんげんのグリル焼き

材料／２人分

さやいんげん……………………100g
オリーブ油………………小さじ½
パルメザンチーズ※……………5g

※なければ粉チーズでもよい。

1人分33kcal　塩分0.1g

作り方

1 さやいんげんはへたを切り除き、オリーブ油をからめる。アルミ箔(はく)に並べ、魚焼きグリルの強火でこんがりとなるまで５分ほど焼く。

2 器に盛り、熱いうちにチーズを削って散らす。

セロリのカレー酢漬け

材料／２～３人分

セロリ…………葉つき１本(100g)

a
- 酢・水……………各大さじ３
- はちみつ……………小さじ２
- カレー粉……………小さじ⅓

⅓量23kcal　塩分0g

作り方

1 セロリは筋を除いて乱切りにし、葉はざくざくと切る。

2 1を保存用ポリ袋に入れ、aを加えて軽くもみ、袋の空気を抜く。冷蔵庫で一晩漬ける。

ダイエット栄養学

酢に含まれる酢酸は、食後の血糖値の急上昇をおさえます。酢を使った野菜のおかずはまさにベジファーストにぴったりです。

安くて使える
カニかま
あえる
3分で完成、
無限白菜
あえる

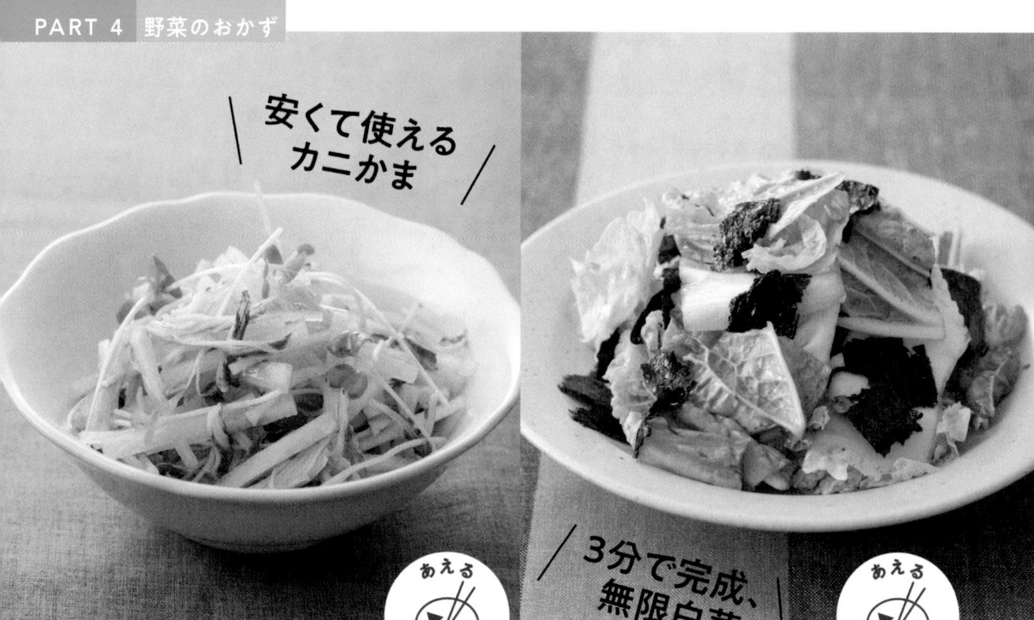

大根とカニかまのサラダ

材料／２人分

大根……………………5cm分（200g）
貝割れ菜……………½パック（20g）
カニ風味かまぼこ………５本（50g）
a しょうゆ・サラダ油…………各小さじ２
a 酢…………………小さじ１

1人分85kcal　塩分1.5g

作り方

1 大根は皮をむいて太めのせん切りにする。貝割れ菜は根元を切り除く。カニ風味かまぼこはほぐす。

2 ボールにaを入れて混ぜ合わせ、1を加えて全体をあえ、器に盛る。

白菜と焼きのりのサラダ

材料／２人分

白菜……………………2枚（200g）
焼きのり………………全型１枚
a ごま油………………大さじ１
a しょうゆ……………小さじ２
a 塩・こしょう…………各少量

1人分78kcal　塩分1.3g

作り方

1 白菜はざくざくと切る。のりはちぎる。

2 ボールに1とaを入れ、さっくりと混ぜ合わせて器に盛る。

ダイエット栄養学

のりの魅力は磯の香りと風味のよさ。全型１枚（３g）あたり６kcalと低カロリーなうえ、多種類のミネラルや食物繊維、β-カロテンを含みます。

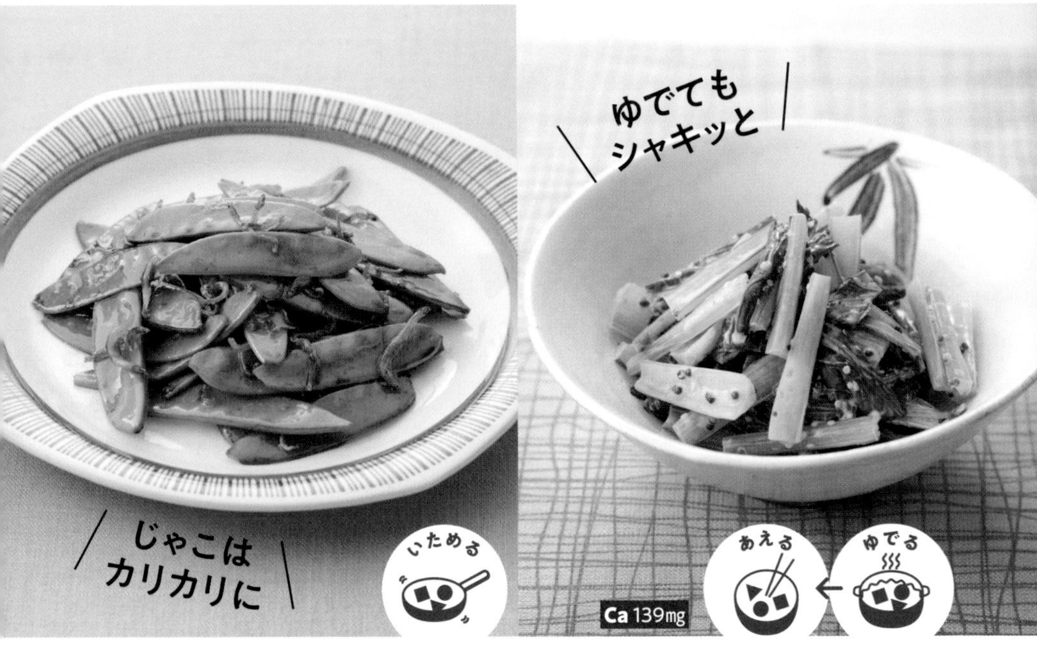

さやえんどうのじゃこいため

材料／２人分

さやえんどう……………………150g
ちりめんじゃこ…………大さじ２
ごま油……………………小さじ２
a［しょうゆ・みりん…各小さじ２

1人分91kcal　塩分1.1g

作り方

1 さやえんどうはへたと筋を除く。

2 フライパンにごま油を熱し、ちりめんじゃこをいためる。カリッとなったら**1**を加え、さっといため合わせる。

3 色鮮やかになったら、**a**を加えて混ぜ合わせ、器に盛る。

小松菜の粒マスタードあえ

材料／２人分

小松菜………………… ⅔束（200g）
a 粒入りマスタード……小さじ２
a マヨネーズ…………小さじ１
a しょうゆ……………小さじ½

1人分40kcal　塩分0.6g

作り方

1 小松菜はさっと塩ゆでして水にとり、水けを絞って食べやすく切る。

2 ボールに**a**を混ぜ合わせ、**1**を加えてあえ、器に盛る。

ダイエット栄養学

小松菜はβ-カロテンを多く含む緑黄色野菜。特に鉄とカルシウムを多く含みます。アクが少ないので、そのままいため物にもできて便利です。

豆苗を生で
サラダに
サケ缶で
しっとり
かける
Ca 185mg
Fe 1.5mg
Fiber 7.0g
あえる

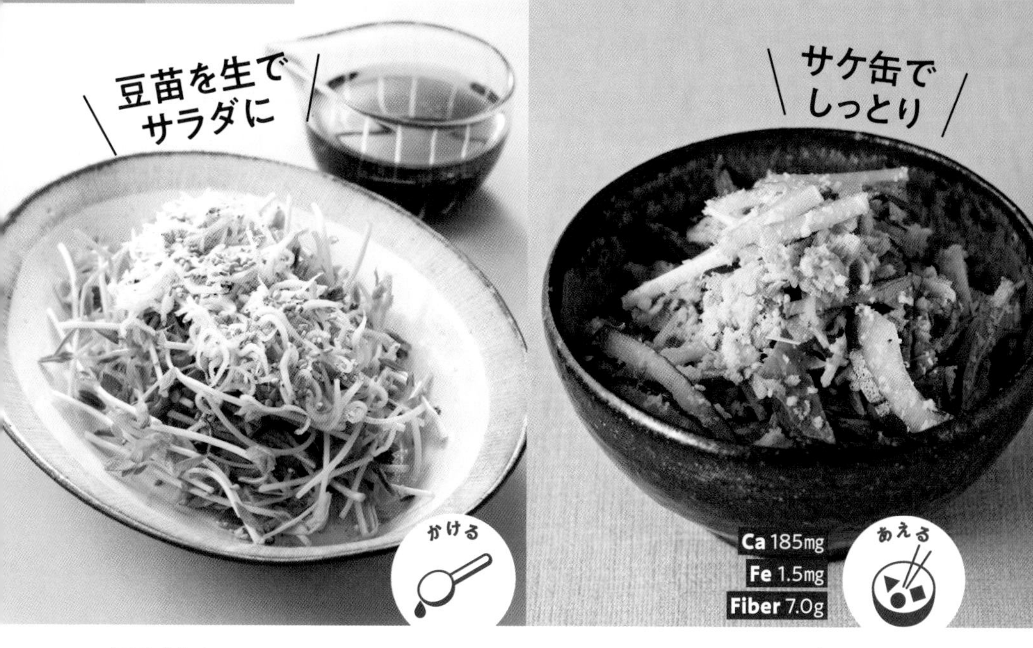

豆苗と シラス干しのサラダ

材料／２人分

豆苗……………………$\frac{3}{4}$パック(75g)
シラス干し………………大さじ２
いり白ごま………………小さじ２

a
- しょうがのすりおろし・砂糖……各小さじ$\frac{1}{2}$
- ごま油・酢・しょうゆ……各小さじ２

1人分75kcal　塩分1.1g

作り方

1 豆苗は根元を切り除き、長さを半分に切る。

2 器に豆苗を盛ってシラス干しをのせ、白ごまをふり、混ぜ合わせたaをかける。

おからとサケ缶の サラダ

材料／２人分

生おから……………………100g
サケ水煮缶……………小１缶(90g)
紫玉ねぎ………………$\frac{1}{4}$個(50g)
水菜…………………………１株(50g)

a
- オリーブ油・酢……各小さじ１
- カレー粉…………小さじ$\frac{1}{4}$
- 塩…………ひとつまみ(0.2g)
- こしょう………………少量

1人分168kcal　塩分0.4g

作り方

1 紫玉ねぎは繊維を断つように薄切りにする。水菜は1.5cm長さに切る。

2 1をボールに合わせ、おから、汁けを軽くきったサケ缶、aを加えてあえる。

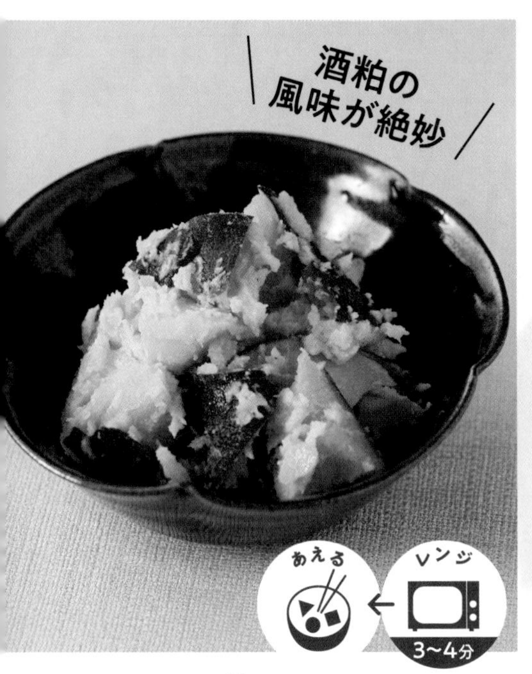

さつま芋の酒粕サラダ

材料／２人分

さつま芋 ……………… 小１本(150g)

a
- 練り酒粕※ ………… 大さじ２
- オリーブ油 ………… 小さじ１
- 塩 …………… ひとつまみ(0.2g)

※板状の酒粕を使うときは小さくちぎり、少量の水をかけて練り混ぜる。

1人分146kcal　塩分0.1g

作り方

1 さつま芋は皮つきのままよく洗って乱切りにする。

2 耐熱容器に１を入れ、ラップをかけて電子レンジ（600W）で3～4分やわらかくなるまで加熱する。熱いうちにざっとつぶし、**a**を加えてあえる。

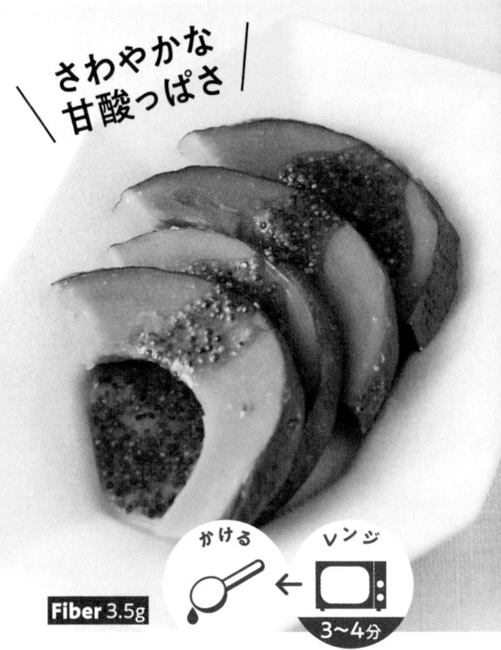

蒸しかぼちゃのハニーマスタードがけ

材料／２人分

かぼちゃ ……………… 1/5個(200g)

a
- 粒入りマスタード…… 小さじ２
- はちみつ・オリーブ油 ……………… 各小さじ１

1人分133kcal　塩分0.2g

作り方

1 かぼちゃは１cm厚さに切る。

2 耐熱容器に**1**を入れ、ラップをかけて電子レンジ（600W）で3～4分やわらかくなるまで加熱する。

3 器に盛り、合わせた**a**をかける。

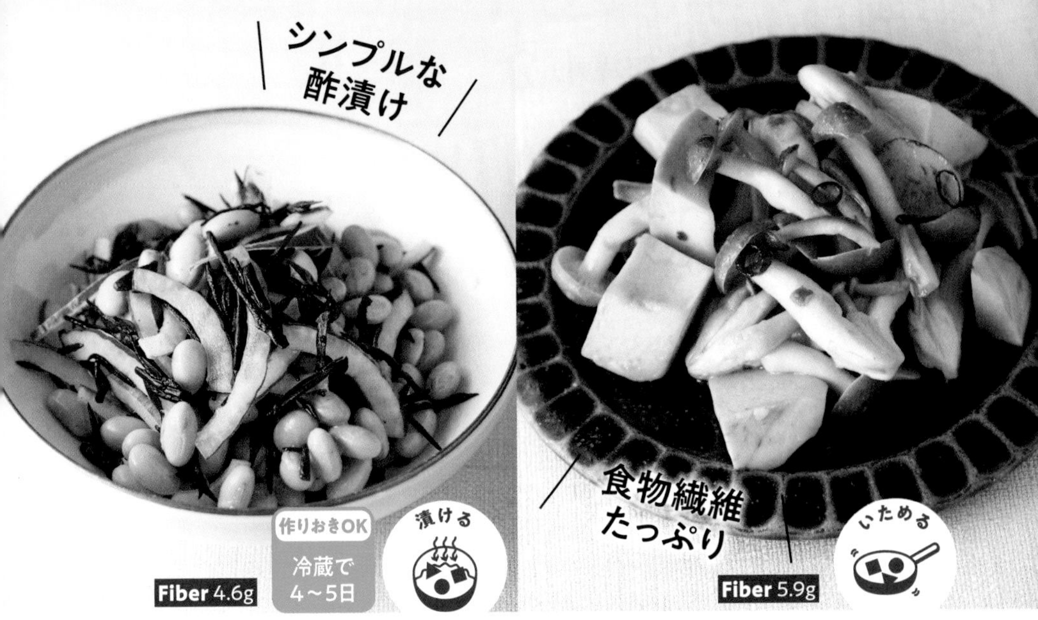

大豆とひじきの酢漬け

材料／作りやすい分量
（でき上がり2～3人分）

大豆水煮缶……………… 1缶(100g)
芽ひじき …………………… 乾10g
紫玉ねぎ ……………… ½個(100g)
酢………………………… ¼カップ
赤とうがらし(種を除く) …………1本
⅓量69kcal　塩分0.3g

作り方

1 芽ひじきはたっぷりの水でもどし、水けを絞る。
2 紫玉ねぎは縦半分に切ってから、繊維を断つように薄切りにする。
3 保存容器にすべての材料を合わせ、冷蔵庫で一晩漬ける。

アボカドときのこのナンプラーいため

材料／2人分

アボカド ……………… 1個(140g)
しめじ類 ………… 1パック(100g)
オリーブ油……………小さじ2
にんにく(薄切り) …………… ½かけ
赤とうがらし(小口切り) ……… 少量
ナンプラー…………………小さじ⅓
1人分181kcal　塩分0.2g

作り方

1 アボカドは縦半分に切って種と皮を除き、2㎝角に切る。しめじは石づきを除いてほぐす。
2 フライパンにオリーブ油、にんにく、とうがらしを中火で熱し、1を加えてしめじがしんなりとなるまでいためる。ナンプラーで調味する。

レンジで3分！
包丁も
使いません
Ca 139mg
Fiber 4.1g
レンジ
3分
魚焼きグリル
約5分

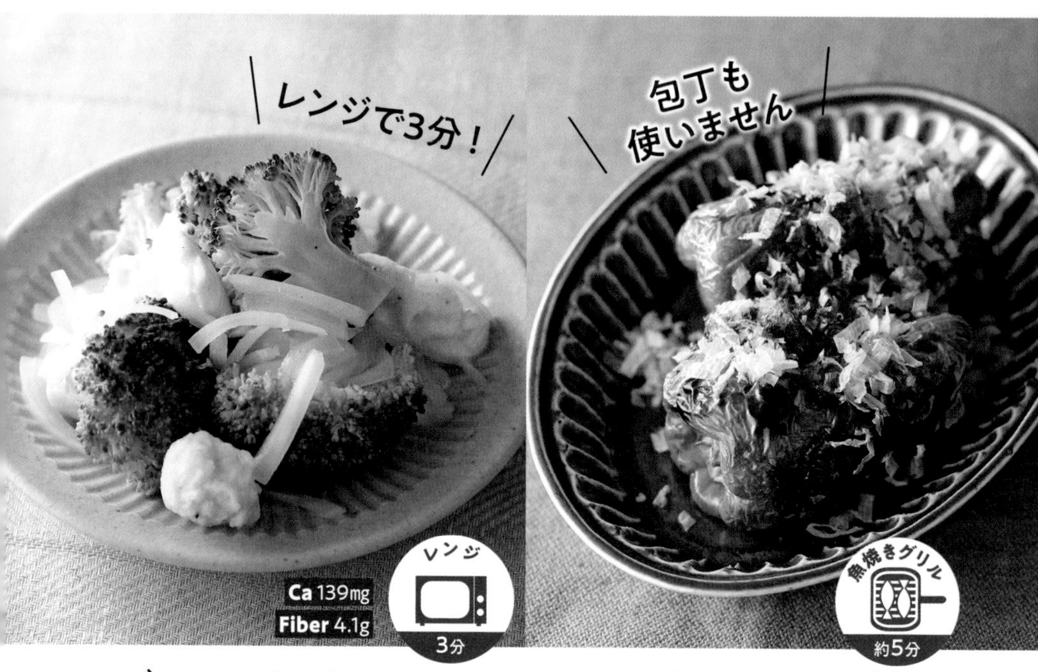

ブロッコリーとモッツァレラチーズのホットサラダ

材料／2人分

ブロッコリー(小房に分ける)‥½株(150g)
玉ねぎ(半分に切ってから薄切り)‥½個(100g)
モッツァレラチーズ …………… 60g
a［酢‥‥小さじ1　塩‥‥小さじ¼
こしょう …………………… 少量］

1人分128kcal　塩分0.7g

作り方

1 耐熱容器にブロッコリーと玉ねぎを入れ、aを加えてさっと混ぜる。ラップをかけて電子レンジ(600W)で3分加熱する。

2 とり出して、食べやすくちぎったモッツァレラチーズを加える。

まるごとピーマン焼き

材料／2人分

ピーマン ……………… 4個(120g)
ごま油 ………………… 小さじ½
削りガツオ …………………… 5g
しょうゆ ……………… 小さじ1

1人分33kcal　塩分0.5g

作り方

1 ピーマンにごま油を薄くまぶし、魚焼きグリルで5分ほど焼く。

2 器に盛り、削りガツオをのせ、しょうゆをかけていただく。

ダイエット栄養学

ピーマンをまるごと焼けば、種までおいしく食べられます。まるごと調理は楽なうえ、食べるのには時間がかかるのでダイエット向きですね。

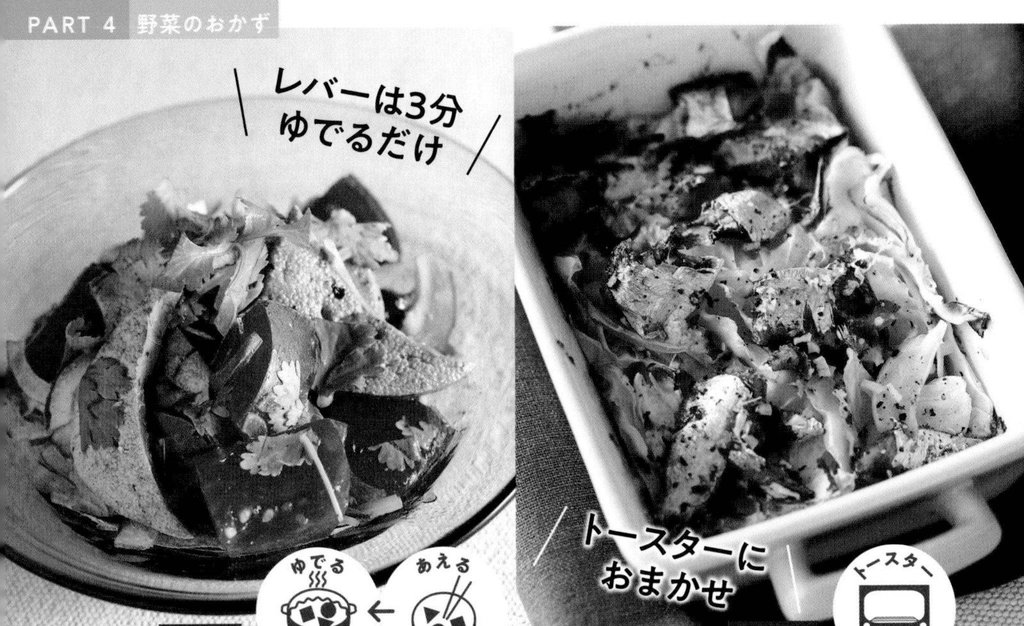

トマトとレバーのエスニックサラダ

材料／２人分

トマト……………………小1個(150g)

紫玉ねぎ…½個(100g)　香菜(しゃんつぁい)…20g

豚レバー……………………100g

a
- オリーブ油・ナンプラー・レモン果汁(または酢)…各小さじ１
- カレー粉……………小さじ½
- 塩・こしょう…………各少量

１人分124kcal　塩分1.2g

作り方

1 トマトは一口大に切る。紫玉ねぎは半分に切って薄切りにする。香菜は２cm長さに切る。

2 豚レバーは水か牛乳（ともに分量外）に浸す。熱湯で３分ほどゆでて水けをきり、あら熱をとる。

3 1、2をaであえる。

キャベツとオイルサーディンのグリル

材料／２人分

キャベツ………………⅙個(200g)

オイルサーディン………１缶(100g)

にんにく……………………１かけ

塩・こしょう………………各少量

１人分207kcal　塩分0.8g

作り方

1 キャベツは１cm幅に切る。にんにくはみじん切りにする。

2 耐熱皿にキャベツを広げてにんにくを散らす。さらに汁けをきったオイルサーディンをくずして散らし、塩、こしょうをふる。

3 オーブントースターで８分ほど（オーブンなら230℃で８分）焼く。

column 4 牛尾さんに聞きました！

こんなに運動が好きになるなんて！

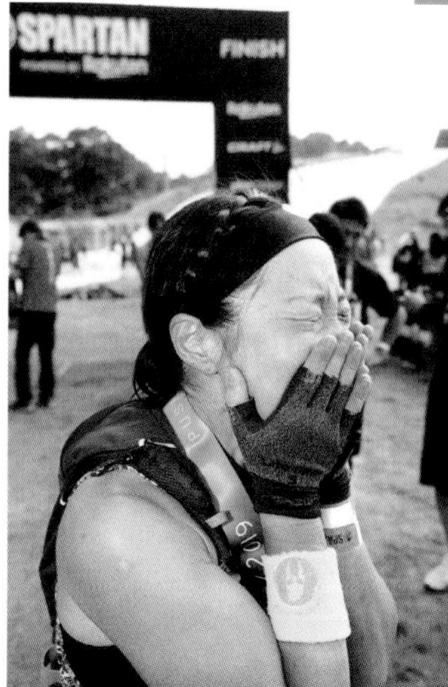

（上）新潟県で開催されたスパルタンレースに参加したときの様子。あまりの過酷さに、ゴール後に感極まったところ。（下）レース中の様子。なんと、女性年代別で1位になった。

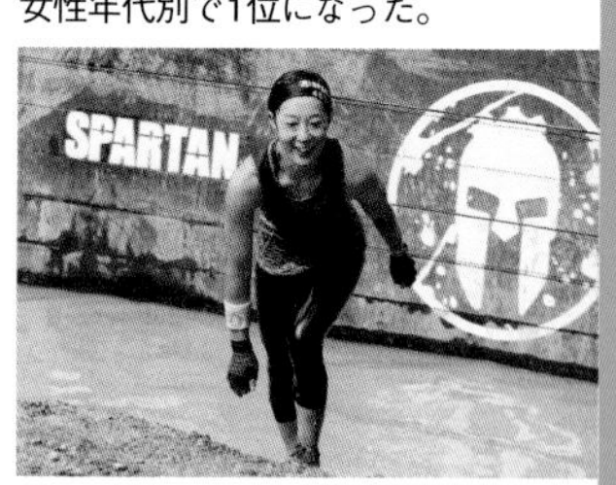

昔なら考えられないのですが、今は週に5日はジムに行っています。飽きずに続けられるように筋トレ、ランニング、クライミング、ヨガなど、日によって種目を変えて運動しています。最初の目標は「42歳で42キロ走る（フルマラソン完走）」だったのですが、それを達成してからは、「世界最高峰の障害物レース」といわれるほど過酷なスパルタンレースやトレイルランニングなど、興味を持ったものには積極的に参加しています。

筋トレにはまり始めたころは、アシスタントさんたちの「そこまでやるの？」というひややかな目線を感じたこともありました（笑）。最近では、スタイル維持や健康のためには「女性にも筋肉が必要」という認識がかなり広まってきたので、理解が得られやすくなりましたね。

体が変わるにつれて、トレーニングウエアにも凝るようになってきました。やっぱり、自分好みのウエアがあると、トレーニングのモチベーションが上がるんです。

そうそう、もし運動をさぼりたくなったり、気が乗らないときは、だまされたと思って「とりあえずトレーニングウエアに着替えてみる」をしてみてください。少しやる気が出てきます。せっかく着替えたし「とりあえずストレッチだけでもする」つもりでジムに行ってください。また少しやる気が出てきます。じゃ、「とりあえず軽く走ってみようかな」とマシーンに乗ってください。どんどん走りたくなってきますよ。

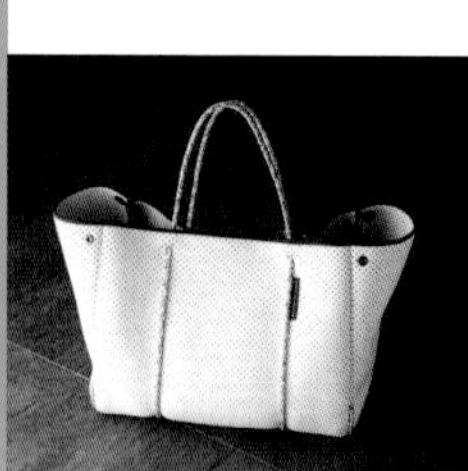

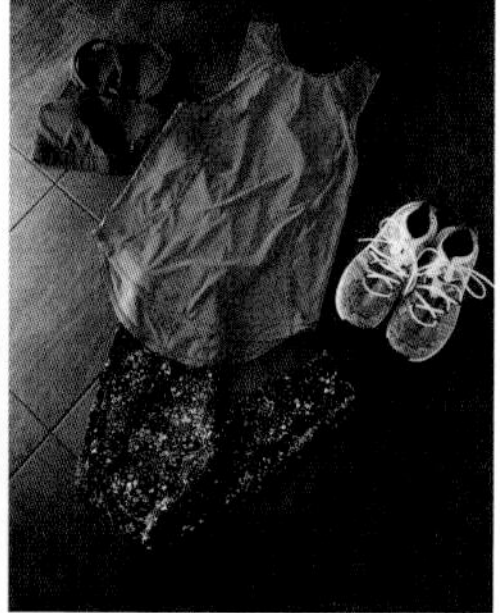

（右）鮮やかな色やデザインのジムウェアを着るとモチベーションアップ。牛尾さんの愛用ウェアは写真のlululemonのもの。きれいな色や柄物のほか、クールな雰囲気のものなどいろいろとりそろえている。（左）ジムに行くときは荷物を入れやすい大きなバッグで。写真はSTATE OF ESCAPEの横幅40㎝×マチ25㎝×高さ30㎝のもの。軽量でまるごと洗える点がお気に入り。

PART 5

ボリューム満点
ヘルシースープ

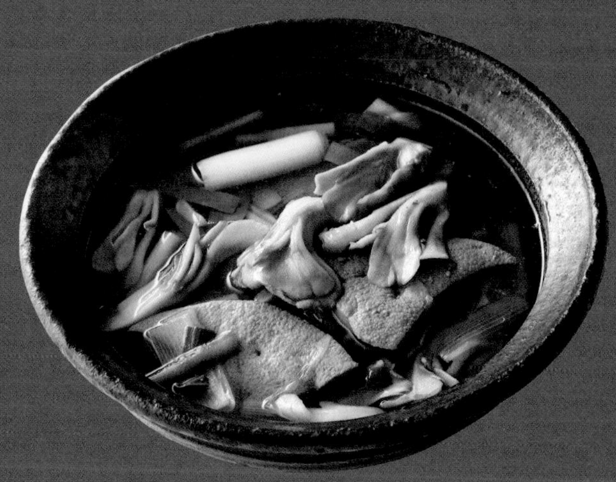

小腹を満たして栄養しっかり

主菜や副菜も兼ねた具だくさんのスープを中心にご紹介します。たんぱく質素材と野菜がしっかり入ったスープは、時間のないとき、ごはんかパンを添えれば1食としても成り立ちます。

豚スペアリブと夏野菜のスープ

大きめに切った野菜をどんどん加えて、ことこと煮るだけ。

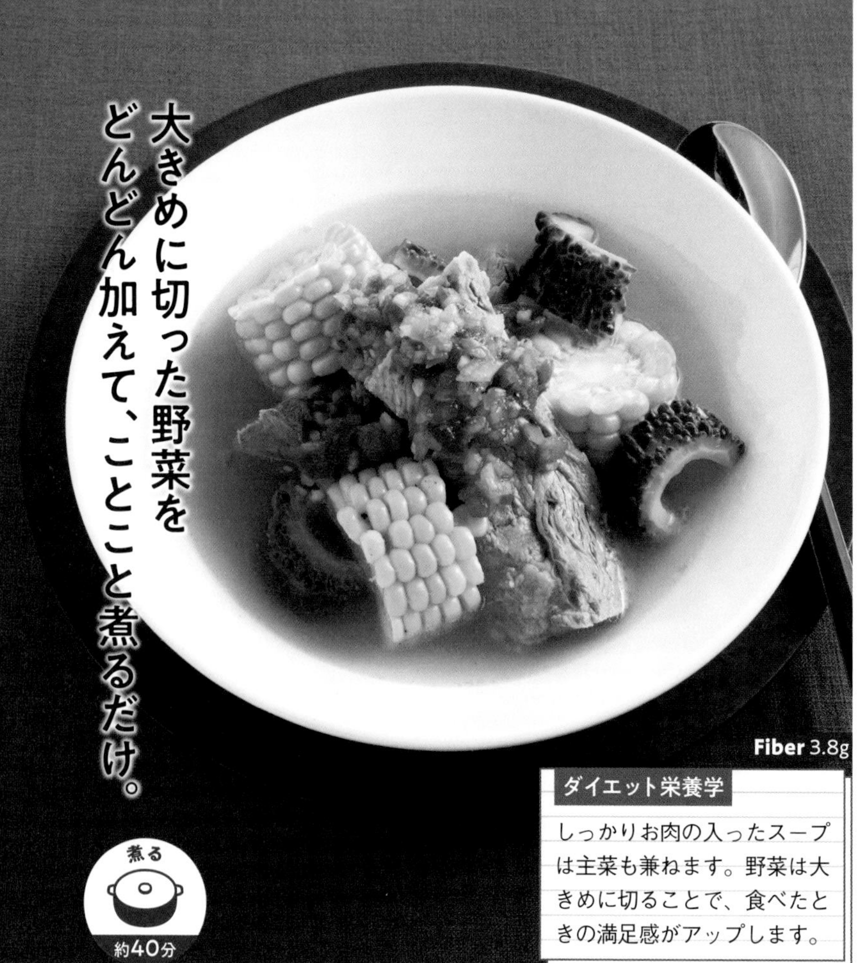

Fiber 3.8g

煮る 約40分

ダイエット栄養学

しっかりお肉の入ったスープは主菜も兼ねます。野菜は大きめに切ることで、食べたときの満足感がアップします。

材料／2人分

a
- 豚スペアリブ……骨つきで200g
- にんにく・しょうが……各1かけ
- 水……5カップ

b
- ゴーヤー（半分に切り、2㎝厚さに切る）……½本（120g）
- とうもろこし（2㎝厚さの輪切り）……1本（芯つきで240g）

塩……小さじ⅔　こしょう……少量

サルサソース（右記）……適量

1人分291kcal　塩分2.1g

作り方

1 なべにaを入れて強火にかける。煮立ったらアクをとり除いてふたを少しずらしてのせ、中火で30分ほど煮る。

2 1にbを加え、5分煮て、塩、こしょうで調味する。器に盛り、好みでサルサソースとともに食べる。

サルサソース（作りやすい分量）

トマト½個（100g）、ピーマン1個（30g）、玉ねぎ⅛個（25g）をみじん切りにして、ペッパーソース（商品名「タバスコ」など）適量、オリーブ油大さじ1、レモン果汁小さじ1、塩・こしょう各少量を混ぜ合わせる。

鶏手羽の和風ポトフ

やさしい味のスープながら、鶏手羽のボリューム感はなかなか

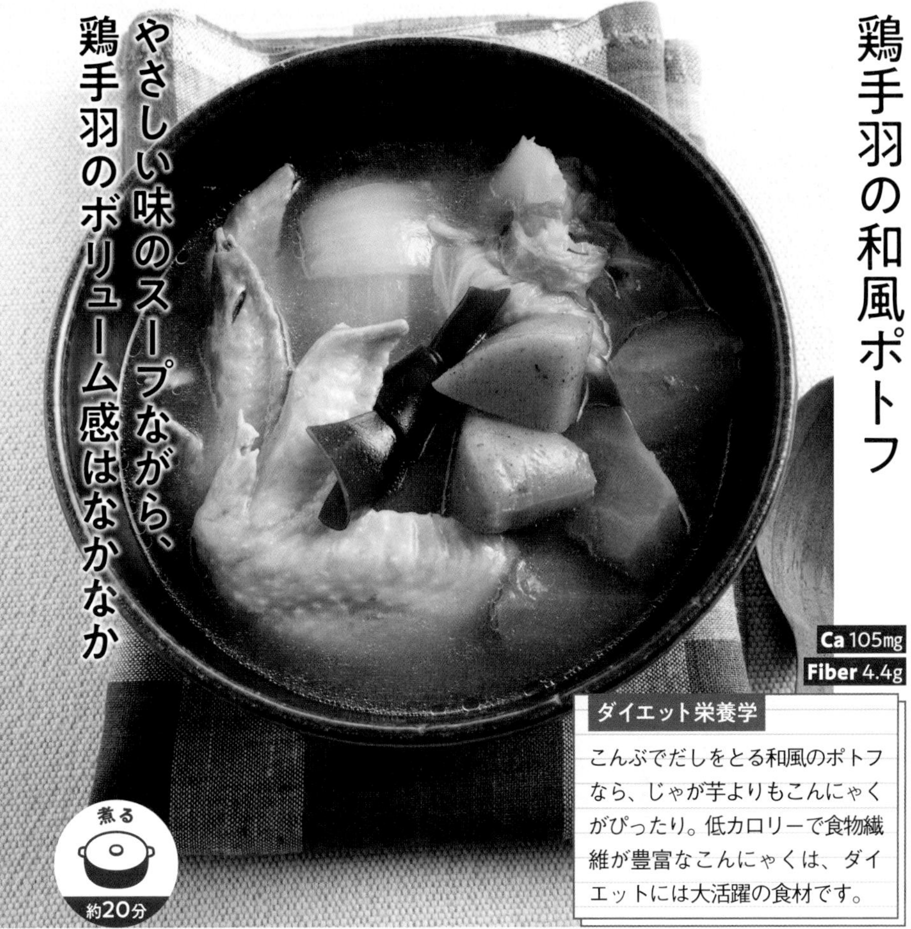

煮る 約20分

Ca 105mg
Fiber 4.4g

ダイエット栄養学

こんぶでだしをとる和風のポトフなら、じゃが芋よりもこんにゃくがぴったり。低カロリーで食物繊維が豊富なこんにゃくは、ダイエットには大活躍の食材です。

材料／2人分

鶏手羽先……6本（骨つきで350g）
こんぶ…1枚（3×15cm）　水…4カップ
こんにゃく（アク抜きずみ・スプーンで一口大に切る）……½枚（100g）
a
- キャベツ（ざくざくと切る）……100g
- にんじん（乱切り）……½本（80g）
- 玉ねぎ（くし形に切る）……½個（100g）

みりん……大さじ1
しょうゆ…小さじ2　塩…小さじ½
1人分303kcal　塩分2.8g

作り方

1 こんぶを分量の水とともになべに入れ、やわらかくなったら手羽先を加えて強火で煮立て、こんぶをとり出す。ふたを少しずらしてのせ、中火で10分ほど煮る。

2 1のこんぶを縦半分に裂いて結ぶ。

3 1にこんにゃく、2とa、みりん、しょうゆを加える。さらに10分ほど煮たら、塩で調味する。

セロリと豚ひき肉のはるさめスープ

火の通りが早い素材で時短に。
つるっとしたはるさめで腹もちUP!

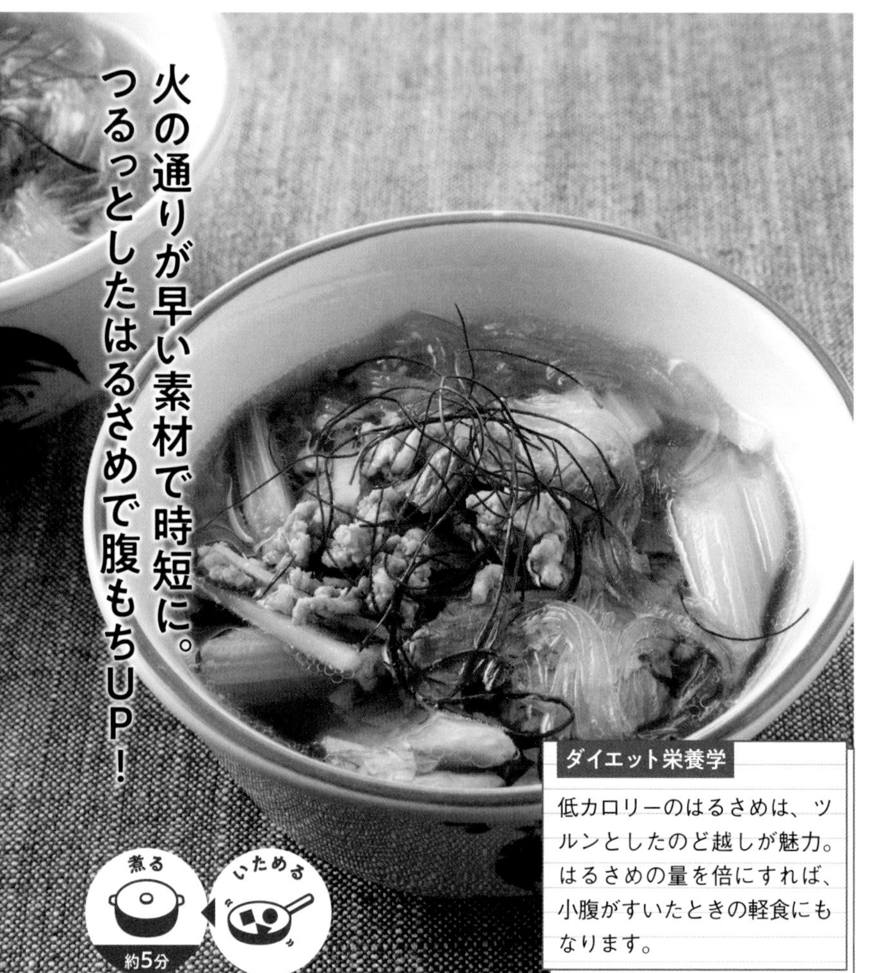

ダイエット栄養学

低カロリーのはるさめは、ツルンとしたのど越しが魅力。はるさめの量を倍にすれば、小腹がすいたときの軽食にもなります。

材料／2人分

セロリ……………………大1本(130g)
しょうが(細切り)…………………1かけ
はるさめ(湯でもどす)……………乾30g
豚ひき肉…80g　ごま油……小さじ1
水……………………………3カップ
顆粒鶏がらだし……………小さじ½
a［しょうゆ………………小さじ1
　 塩…小さじ½　こしょう…少量
糸とうがらし(あれば)……………適量
1人分183kcal　塩分2.4g

作り方

1 セロリは茎の部分は乱切りに、葉の部分はざくざくと切る。

2 なべにごま油を熱し、豚ひき肉をいためる。

3 **1**のセロリの茎としょうが、分量の水、鶏がらだしを加え、煮立ったら中火で3分ほど煮て、湯をきったはるさめを加え混ぜる。**a**を加え、セロリの葉を加える。

4 器に盛り、とうがらしをのせる。

もずく酢入り酸辣湯（さんらーたん）

市販のもずく酢を入れるので
味つけ簡単、失敗知らず。

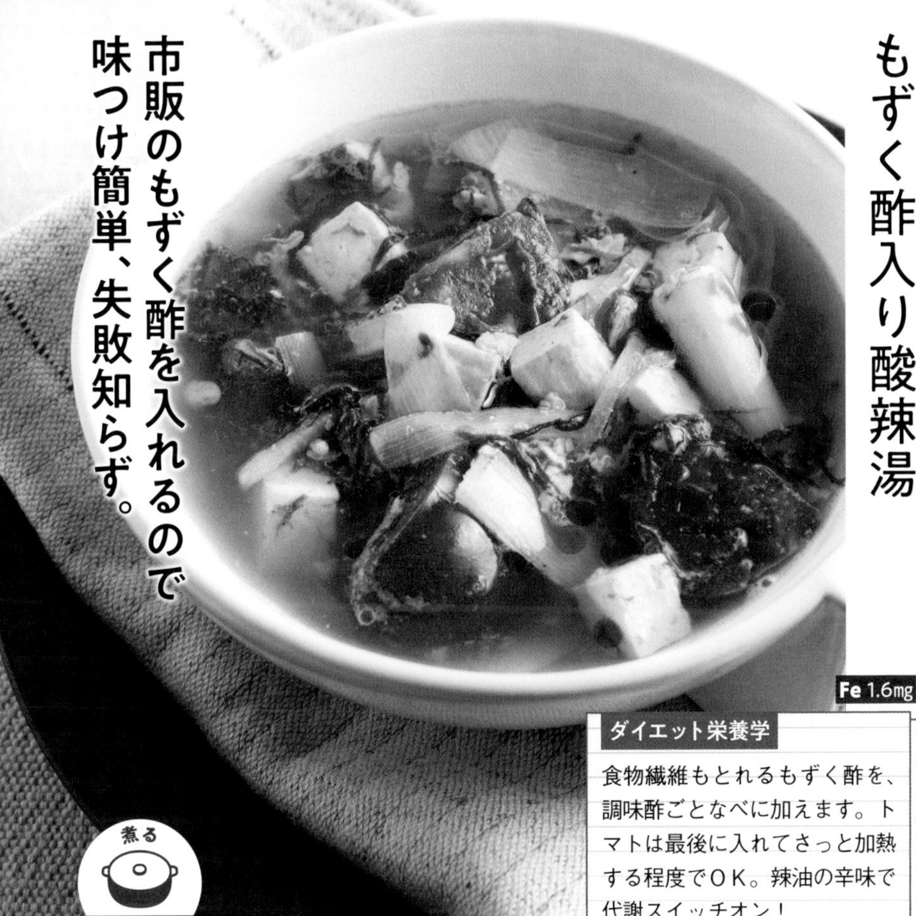

煮る
約5分

Fe 1.6mg

ダイエット栄養学

食物繊維もとれるもずく酢を、調味酢ごとなべに加えます。トマトは最後に入れてさっと加熱する程度でＯＫ。辣油の辛味で代謝スイッチオン！

材料／2人分

もめん豆腐……………… ⅓丁(100g)
トマト…小１個(150g)　ねぎ…⅓本(30g)
もずく酢 ……………… ２パック(160g)
水……………………… ２½カップ
顆粒鶏がらだし ……………小さじ１
しょうが(細切り) ……………… １かけ
a ［しょうゆ……………小さじ½
　 ［塩・こしょう ………………各少量
とき卵……… １個分　辣油（らーゆ）………少量

1人分122kcal　塩分1.9g

作り方

1 豆腐は水けをきり、１㎝角程度に切る。トマトは一口大に切る。ねぎは３㎝長さに切り、縦に４つ割りにする。
2 なべに分量の水、鶏がらだし、しょうがを入れて煮立て、豆腐とねぎを加えて３分ほど煮る。
3 **2**にトマト、もずく酢を加え混ぜ、**a**で味をととのえる。
4 卵をまわし入れて火を消す。器に盛り、辣油を垂らす。

ココナツカレースープ

大きめの具材が食べごたえあり。辛さと甘さ、本格的な南国の味わい。

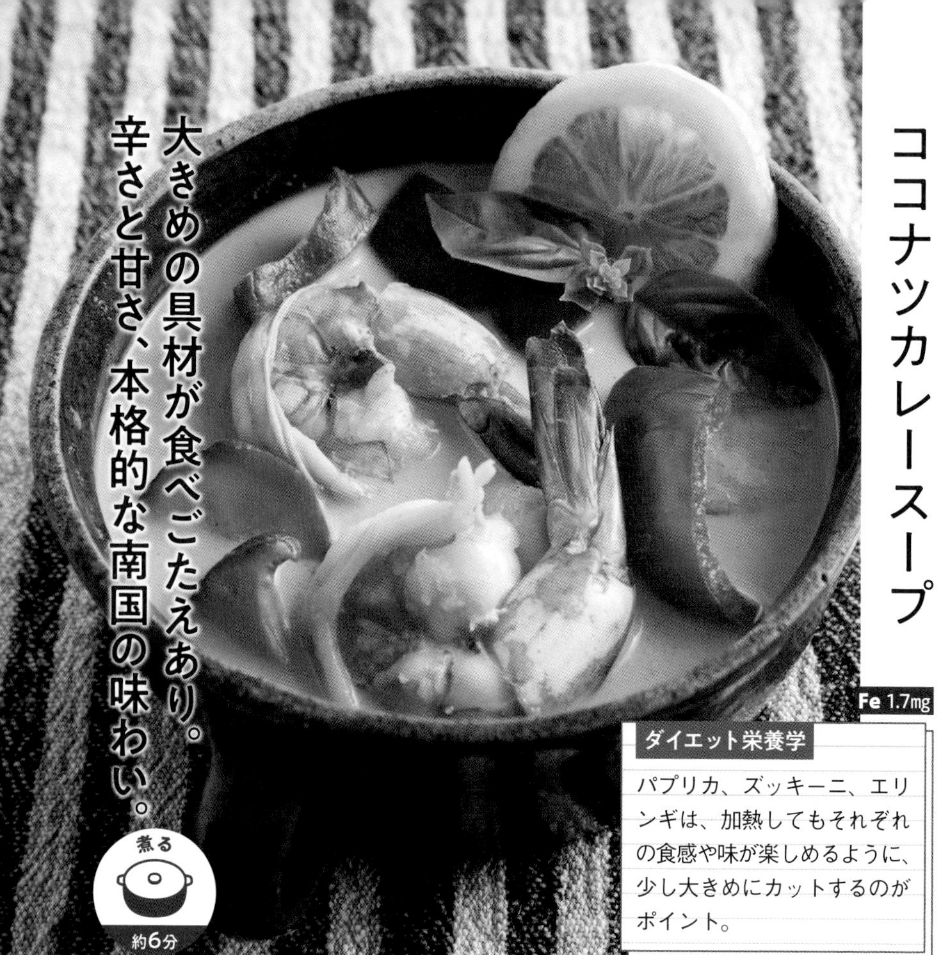

Fe 1.7mg

ダイエット栄養学

パプリカ、ズッキーニ、エリンギは、加熱してもそれぞれの食感や味が楽しめるように、少し大きめにカットするのがポイント。

材料／2人分

無頭エビ（ブラックタイガーなどの殻つき）……6尾（120g）
赤パプリカ……½個（60g）
ズッキーニ……½本（100g）
エリンギ……1本（40g）
a［水……1½カップ
　 顆粒鶏がらだし……小さじ1
b［ココナツミルク……1カップ
　 カレー粉……小さじ1
塩……小さじ½　こしょう……少量
レモンの輪切り‥2枚　バジル‥‥適量

1人分230kcal　塩分2.5g

作り方

1 エビは殻をむき、背側を少し切り開いて背わたをとり除く。
2 赤パプリカは縦半分に切ってから横2cm幅に切る。ズッキーニは1cm厚さの輪切りにする。エリンギは3cm長さに切り、縦に1cm厚さに切る。
3 なべに**a**を入れて煮立て、**1**、**2**を加えて中火で3分ほど煮る。
4 bを加えてさらに3分ほど煮て、塩、こしょうで調味して器に盛る。
5 レモンとバジルをのせる。

レバーとまいたけのスープ

レバー本来の味が感じられる味わい深いスープです。

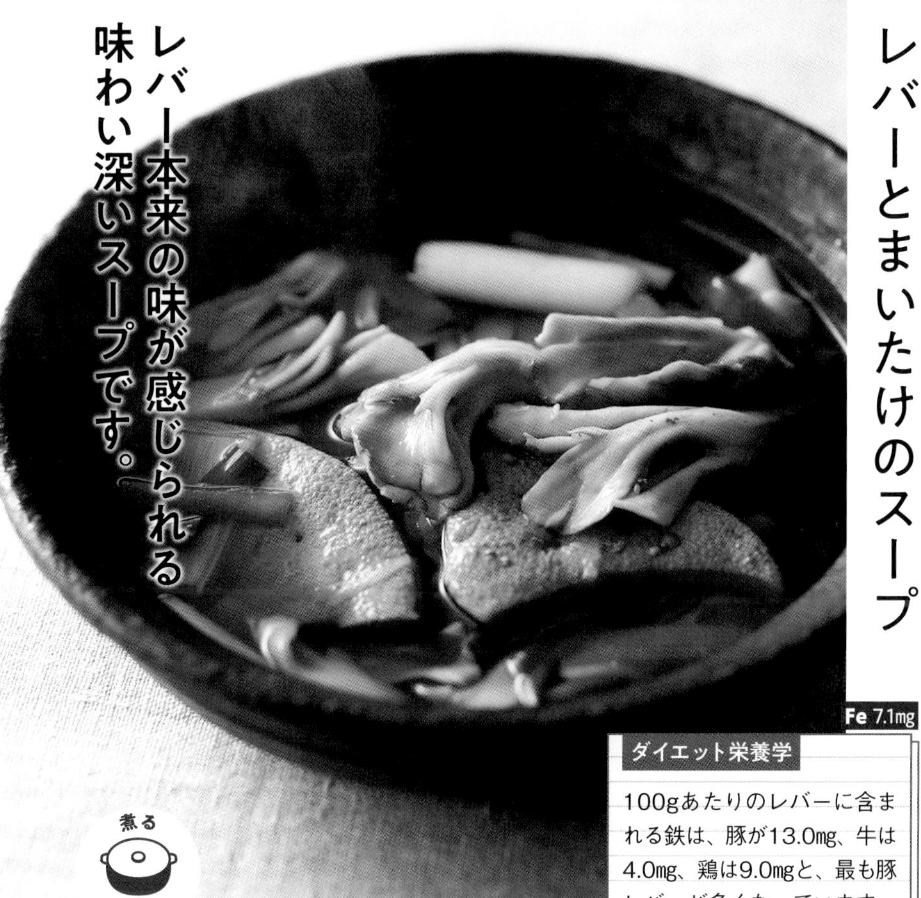

煮る 約5分

Fe 7.1mg

ダイエット栄養学

100gあたりのレバーに含まれる鉄は、豚が13.0mg、牛は4.0mg、鶏は9.0mgと、最も豚レバーが多くなっています。

材料／2人分

	豚レバー	100g
	しょうが	1かけ
	ねぎ	½本(50g)
	にら	½束(50g)
	まいたけ	小1パック(80g)
a	だし	2カップ
	酒	¼カップ
b	しょうゆ	小さじ2
	塩	小さじ⅓

1人分123kcal　塩分1.9g

作り方

1 豚レバーは食べやすい大きさに切り、水か牛乳（分量外）に浸して臭みをとる。

2 しょうがは細切りに、ねぎは縦に4つ割りにして3㎝長さに切る。にらは3㎝長さにざくざくと切り、まいたけはほぐす。

3 なべに**a**を入れて火にかけ、**1**、**2**を加える。3分ほど煮てアクが出たらとり除く。**b**で味をととのえる。

押し麦入りミネストローネ

風味のよいオリーブ油をトロリ。押し麦の食感がアクセントです。

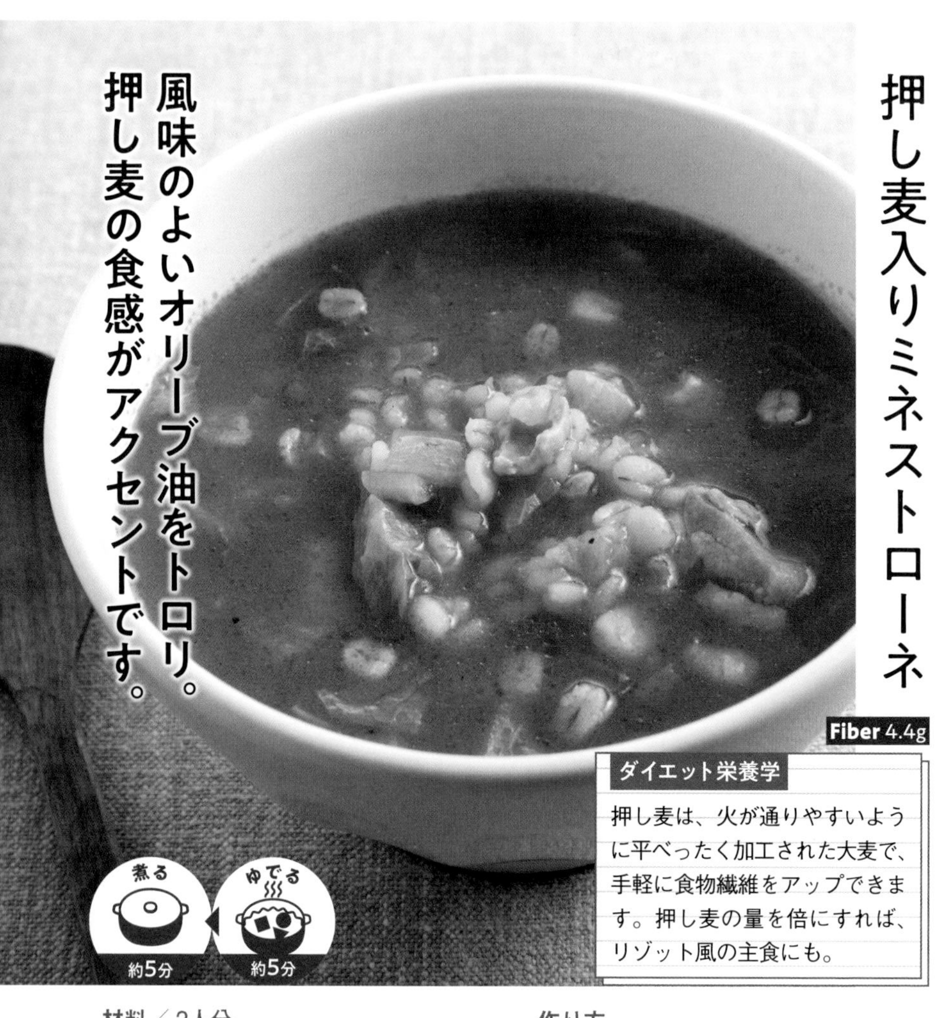

Fiber 4.4g

ダイエット栄養学

押し麦は、火が通りやすいように平べったく加工された大麦で、手軽に食物繊維をアップできます。押し麦の量を倍にすれば、リゾット風の主食にも。

材料／2人分

鶏もも肉(皮なし)……………………80g
キャベツ…100g　玉ねぎ‥¼個(50g)
押し麦………………乾45g(約大さじ5)
水………………………………3カップ
a
- ホールコーン(缶詰め)…………20g
- トマトジュース(食塩無添加)……………………1缶(160g)
- 顆粒ブイヨン…………小さじ½

塩……小さじ⅔　こしょう……少量
オリーブ油…………………小さじ1

1人分191kcal　塩分2.1g

作り方

1 押し麦はさっと洗う。

2 鶏もも肉は小さめの一口大に、キャベツと玉ねぎは1㎝角に切る。

3 なべに**1**と分量の水を入れて火にかけ、煮立ったら弱めの中火で5分ほどゆでる。

4 **3**に**2**、**a**を加え、さらに中火で5分ほど煮る。塩、こしょうで味をととのえる。

5 器に盛り、オリーブ油をかける。

さつま芋と糸かんてんのみそ汁

みそ汁に使いやすい芋やかぼちゃに糸かんてんで食物繊維アップ。

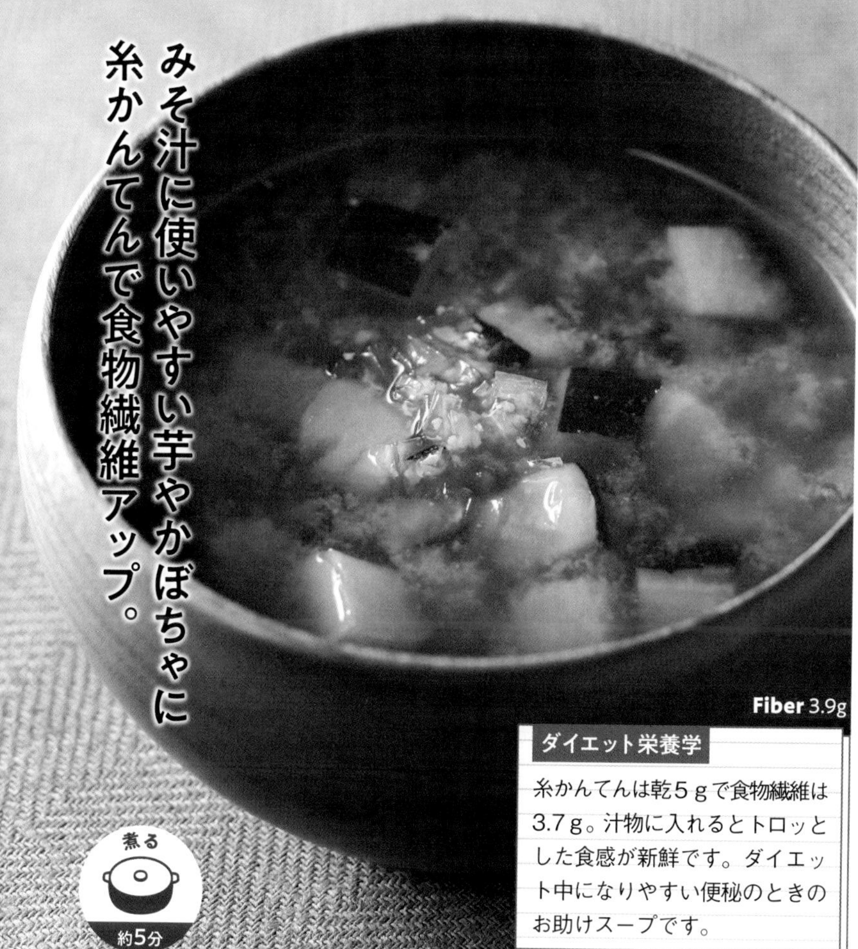

Fiber 3.9g

煮る 約5分

ダイエット栄養学

糸かんてんは乾5gで食物繊維は3.7g。汁物に入れるとトロッとした食感が新鮮です。ダイエット中になりやすい便秘のときのお助けスープです。

材料／2人分

さつま芋……………………½本(100g)
糸かんてん……………………乾5g
だし……………………2カップ
みそ……………………大さじ1½

1人分104kcal　塩分1.9g

作り方

1 さつま芋はさいの目に切る。
2 糸かんてんは水でもどし、5㎜幅程度に刻む。
3 なべにだしと1を入れて煮立て、さつま芋が少し煮くずれするまで5分ほど煮る。2を加え、みそをとき入れる。

和風ポタージュ2種

野菜をだしで煮て、ミキサーで撹拌する簡単和風ポタージュです。玉ねぎ＋「その季節の野菜」で、いろいろ作れます。

和風ポタージュの作り方

Step 1

豆腐はキッチンペーパーで包んで10分ほどおき、水けをきる。

Step 2

玉ねぎは薄切りに、ほかの野菜も適当な大きさに切る。

Step 3

なべにだしを入れて煮立て、**2**を加えて弱火で約5分煮る。

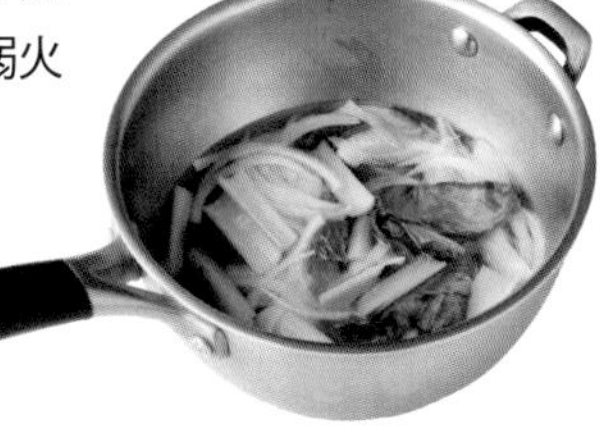

Step 4

1と**3**、白みそをミキサーに入れてなめらかになるまで撹拌（かくはん）する。なべに戻して温め、塩、こしょうで味をととのえる。

ダイエット栄養学

ポタージュスープといえば、玉ねぎをバターなどでいためる作り方が一般的ですが、野菜をだしで煮て、豆腐と白みそを加えるこの方法は手間がかからず、カロリーも控えめです。

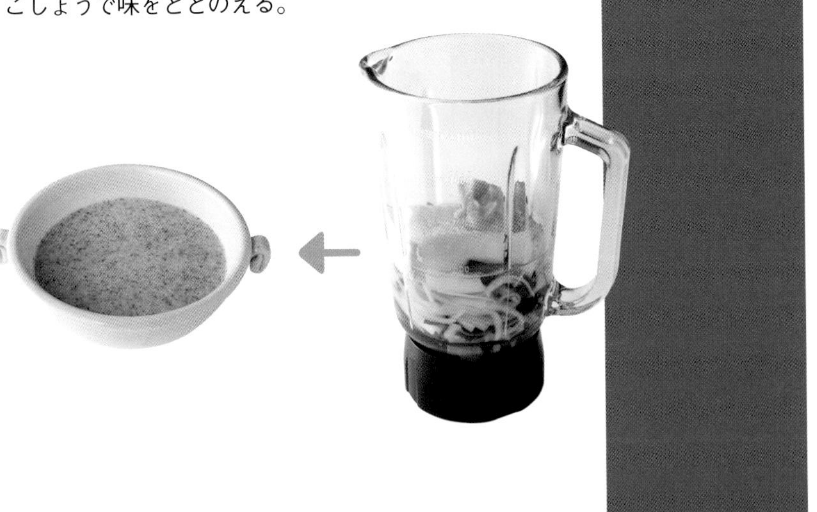

豆腐と白みそで、バターなしでもクリーミー
ミキサー
煮る
約5分
Ca 160mg
Fe 2.4mg

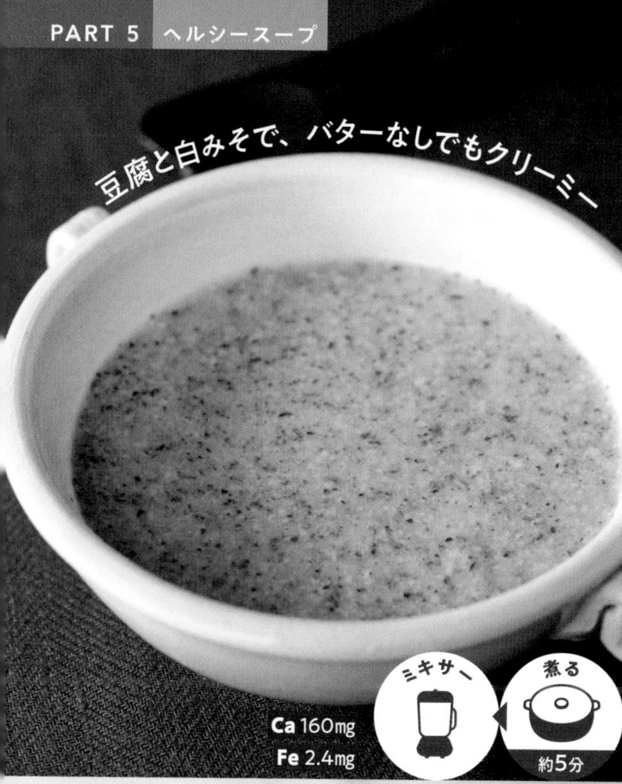

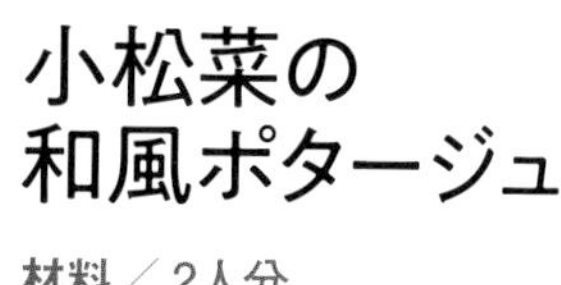

小松菜の和風ポタージュ

材料／ 2人分

小松菜 …………… 1/3束(120g)
玉ねぎ …………… 1/4個(50g)
もめん豆腐 …………… 100g
だし …………… 1 1/2カップ
白みそ …………… 小さじ2
塩 …………… 小さじ1/4
こしょう …………… 少量

1人分71kcal　塩分1.2g

作り方

右ページのStep **1** ～ **4**と同様に作る。

いろいろな野菜で作れるので、気軽に試して
ミキサー
煮る
約5分
Fiber 3.1g

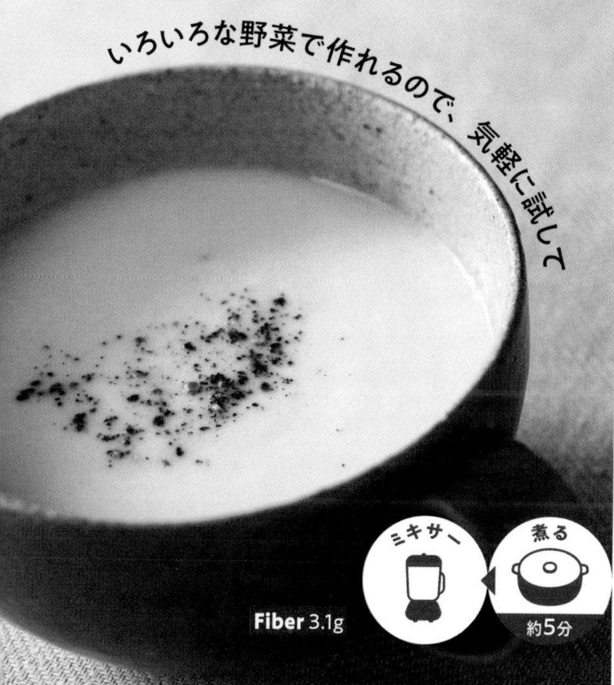

カリフラワーの和風ポタージュ

材料／ 2人分

カリフラワー …… 1/2個(150g)
玉ねぎ …………… 1/4個(50g)
もめん豆腐 …………… 100g
だし …………… 1 1/2カップ
白みそ …………… 小さじ2
塩 …………… 小さじ1/4
あらびき黒こしょう …… 少量

1人分82kcal　塩分1.2g

作り方

右ページのStep **1** ～ **4**と同様に作る（こしょうは器に盛ってからふる）。

column 5 牛尾さんに聞きました！

体が変われば、いいことといっぱい♥

ダイエットする前の私は消極的で、くよくよすることがよくありました。でも、ダイエットで体重を落とし、筋トレで体を絞ってからは、メンタルが変わりました。心と体はつながっています。自信がついて、一言でいうと「スーパーポジティブ」になったんです。

自分の体ととことん向き合った結果、体も心も今がいちばん、若いときよりもいい状態になっています。仕事もプライベートも楽しく、毎日が充実していると感じます。39歳のあのとき、一大決心をしてダイエットにとり組んでよかったと、心から思うのです。

減量に成功すれば…

好きな洋服が着られる

自分の体に自信がついて、姿勢もよくなり、服が似合うようになります。私の場合、昔はゆったりした洋服で体型をカバーしていたのですが、今はシンプルなスタイルが好きです。

体が軽い、動きやすい

減量前は体が重くて、動くのが億劫だった気がします。今よりも10kgも太っていたのですから、当然ですよね。

ほめられる

5kgぐらい減ったとき、ヨガの先生に「ものすごく変わりましたね！」とほめられたのはすごくうれしかったです。

世界に1つしかない
自分の体を
たいせつにしたい！

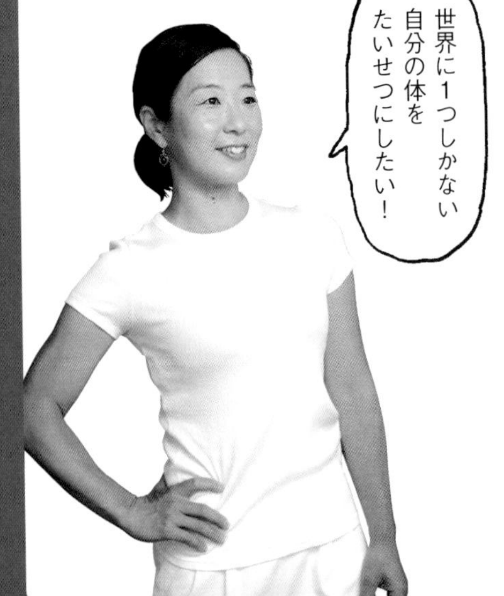

さらに筋トレをすると…

メンタルが強くなる

自分の体に自信がつくと、その体を維持するために食事や運動を続けたくなります。自分で作り上げた体は愛しいもの。悩みやコンプレックスがあってもたいしたことではないと感じられます。

集中力がアップする

筋トレが習慣になると、その時間を捻出するために集中して仕事をするようになります。オンとオフの切り替えがうまくできるようになり、それぞれのパフォーマンスも上がります。

PART 6

スタイルいろいろ！

栄養充実 500kcal前後の献立

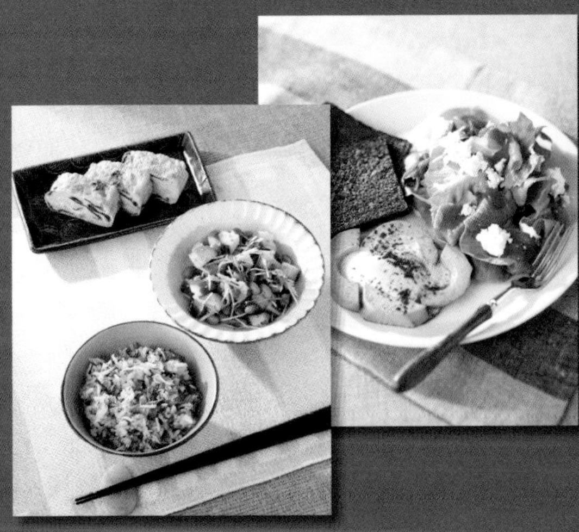

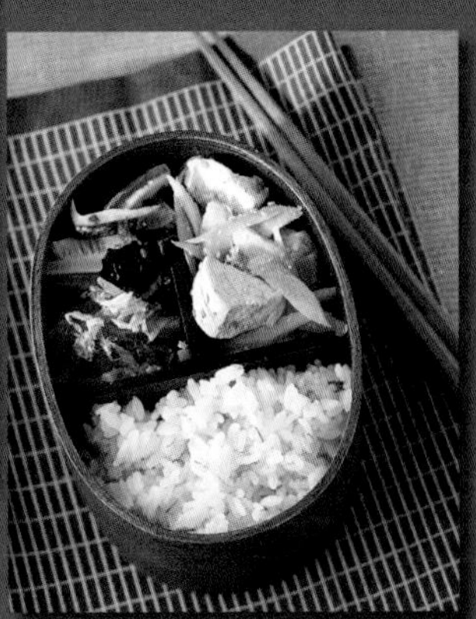

パンにパスタ、お弁当にワンプレート…

主食がごはんのシンプル献立以外にも、食事の形はいろいろ。
忙しい朝をイメージした献立や、
1人で食べることが多い昼の献立、
スピード重視の夜の献立をご紹介します。

MENU 1

パパッと作れる 和風の朝ごはん

缶詰めは加熱処理がされているので、調理時間が短くてすむのが便利です。香り豊かなごまやさんしょうを使いこなして、低塩でも味わい深い献立です。

主菜 ホタテ入り卵焼き

材料／２人分

卵………………………… ３個
ホタテ水煮缶…………… １缶(65g)
カットわかめ…… 大さじ１½(乾３g)
油…………………………小さじ１

1人分176kcal　塩分0.8g
Fe 1.8mg

作り方

1 わかめは水でもどし、水けを絞る。
2 卵を割りほぐし、1、ホタテを缶汁ごと加え、混ぜ合わせる。
3 卵焼き器に油を熱し、2を数回に分けて流し入れては巻き、卵焼きを作る。
4 食べやすく切って器に盛る。

副菜 大豆ときゅうりのサラダ

材料／２人分

大豆水煮缶……………… １缶(100g)
きゅうり ……………… １本(100g)
貝割れ菜 …………… １パック(50g)
しょうが ………………… １かけ
いり白ごま………………小さじ２
酢…………………………大さじ１

1人分98kcal　塩分0g
Ca 102mg Fiber 4.8g

作り方

1 きゅうりは縦４等分に切り、さらに１cm幅に切る。貝割れ菜は根を切り落として1.5cm長さに切る。しょうがはせん切りにする。合わせてボールに入れる。
2 大豆とごまを加え、酢であえる。

主食 シラスとさんしょうの雑穀ごはん

材料／２人分

雑穀入りごはん※ …… ２杯分(300g)
シラス干し……………………20g
粉ざんしょう……………… 適量

※精白米：雑穀＝５：１で炊いたもの。
1人分251kcal　塩分0.4g

作り方

雑穀入りごはんにシラス、粉ざんしょうを加えてさっくりと混ぜる。

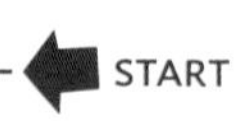
START
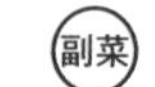
副菜 材料を切ってあえる
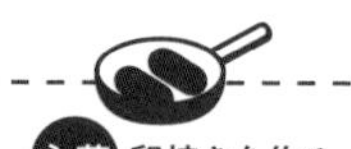
主菜 卵焼きを作る
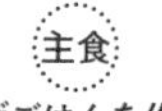
主食 混ぜごはんを作る

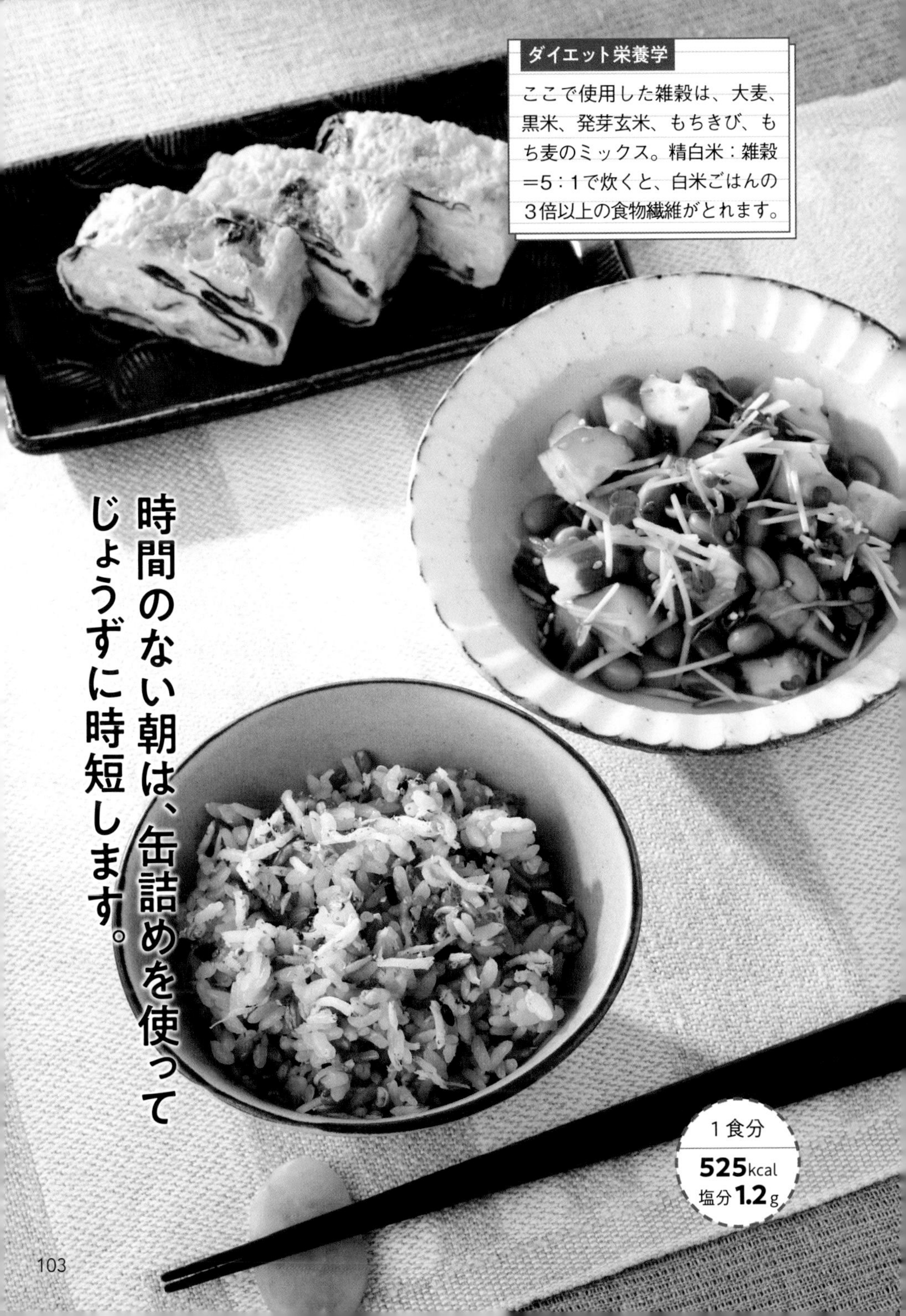

ダイエット栄養学

ここで使用した雑穀は、大麦、黒米、発芽玄米、もちきび、もち麦のミックス。精白米：雑穀＝5：1で炊くと、白米ごはんの3倍以上の食物繊維がとれます。

時間のない朝は、缶詰めを使ってじょうずに時短します。

1食分
525kcal
塩分**1.2**g

オープンサンドにもなる 洋風の朝ごはん

**手でちぎって作れるサラダは気楽にできます。
パンは、食物繊維が豊富なライ麦パンをチョイスして。**

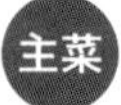

アボカドエッグ

材料／2人分

アボカド……………小1個(120g)
卵……………2個
オリーブ油……………小さじ1/3
パプリカパウダー……………少量

1人分202kcal　塩分0.2g

Fe 1.5mg **Fiber** 3.2g

作り方

1 アボカドは縦半分に切って種と皮を除き、1cm厚さに切る。

2 フライパンにオリーブ油を熱して**1**を半量ずつ丸く並べ入れる。それぞれ中央に卵を割り入れ、ふたをして弱火で3分ほど蒸し焼きにする。半熟状になったら火を消し、パプリカパウダーをふる。

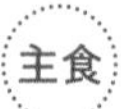

ライ麦パン

1人分

ライ麦パン※(半分に切る)……1枚(80g)

※ライ麦粉50%のもの。

1人分211kcal　塩分1.0g

Fiber 4.5g

副菜

サーモンチーズサラダ

材料／2人分

サラダ菜……………小1株(80g)
スモークサーモン……………50g
カテージチーズ……………40g
レモン……………1/2個

1人分80kcal　塩分1.2g

作り方

1 サラダ菜は食べやすくちぎる。スモークサーモンは半分にちぎる。

2 **1**とカテージチーズを合わせて器に盛り、レモンを搾る。

ダイエット栄養学

独特の香りと酸味があるライ麦パンは、噛(か)みごたえがあり、腹もちのよい主食になります。ライ麦粉の割合が高いものほど、食物繊維も多く含まれます。パンに含まれる食物繊維を比較すると、食パン1枚(6枚切り・60g)で1.4g、フランスパン50gで1.4g、ライ麦パン50gで2.8gとなります。

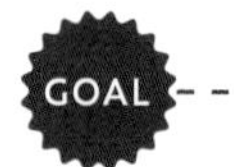

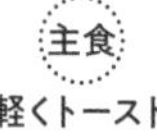

軽くトースト

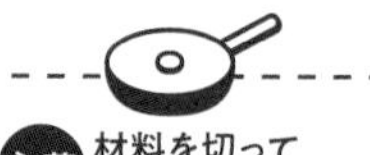

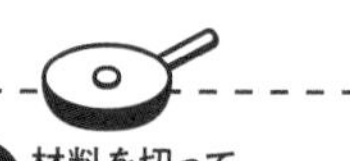

主菜 材料を切って
蒸し焼き・3分

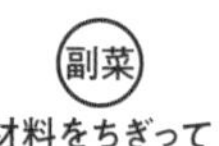

材料をちぎって
盛りつける

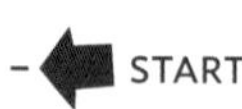

サーモンサラダは包丁も火も使いません。献立の中で1品は、とことん楽に。

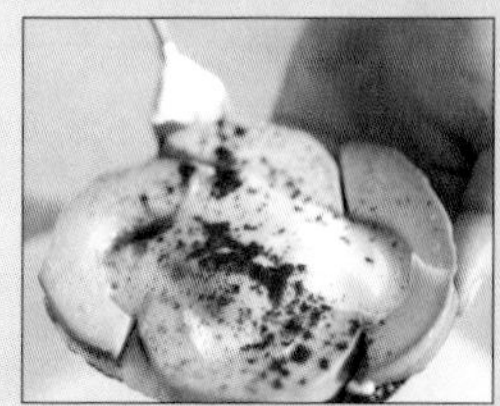

ライ麦パンは軽くトーストしても。サラダやアボカドエッグをのせて、オープンサンドにするのもおすすめ。

1食分
493kcal
塩分 **2.6**g

MENU
3

職場で食べる お弁当の昼ごはん

外食だと糖質も塩分も、ついつい多くなりがち。
手作りのお弁当なら、食材や調理法を選んで自在にコントロールできます。

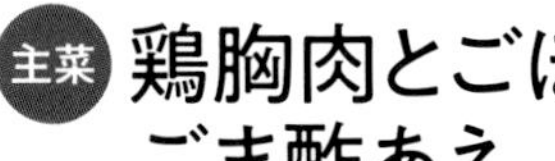

主菜 鶏胸肉とごぼうのごま酢あえ

材料／1人分

鶏胸肉（一口大に切る）……………100g
ごぼう（笹がきにして水にさらす）…… 40g
a
- すり白ごま…………大さじ½
- 酢…小さじ1　砂糖…小さじ⅓
- おろししょうが……小さじ⅓
- 塩……………ひとつまみ（0.2g）

1人分190kcal　塩分0.3g

Fiber 2.6g

作り方

1 湯を沸かし、鶏胸肉、水けをきったごぼうを弱火で5分ほどゆでる。

2 ざるにあげて湯をきり、**a**であえる。

副菜2 にんじんのおかかあえ

材料／1人分

にんじん（細切り）…………⅓本（50g）
削りガツオ………… ¼パック（1g）

1人分19kcal　塩分0g

作り方

1 なべに湯を沸かして塩（分量外：湯2½カップに小さじ½の割合）を加え、にんじんをさっとゆでる。

2 湯をきり、削りガツオであえる。

副菜1 小松菜とのりのオイル蒸し

材料／1人分

a
- 小松菜※（3㎝長さに切る）……100g
- 生しいたけ（薄切り）……… 2個
- 焼きのり（ちぎる）……全型½枚

ごま油……………………小さじ½
塩…………………ひとつまみ（0.2g）

※ほうれん草や青梗菜（ちんげんさい）、菜の花などでもよい。

1人分41kcal　塩分0.3g

Ca 175mg **Fe** 3.1mg **Fiber** 3.7g

作り方

1 厚手のなべに**a**を入れ、ごま油を加えてさっと混ぜる。

2 ふたをして中火にかけ、3分ほど蒸し焼きにする。塩を加え、さっと混ぜ合わせる。

主食 もち麦入りごはん

1人分

もち麦入りごはん※……………150g

※精白米：もち麦＝5：1で炊いたもの。

1人分238kcal　塩分0g

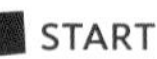

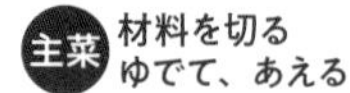

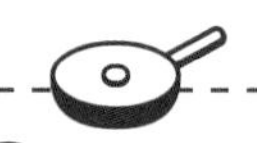
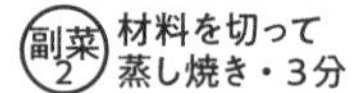

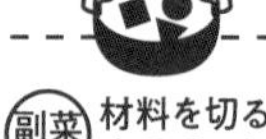
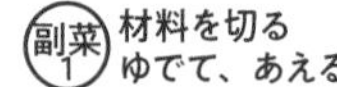

お弁当に詰める

ダイエット栄養学

もち麦は、粘りが強く、プチプチした食感が魅力の大麦のこと。103ページの雑穀と同じく、精白米：もち麦＝5：1で炊くと、白米ごはんの３倍以上の食物繊維がとれます。

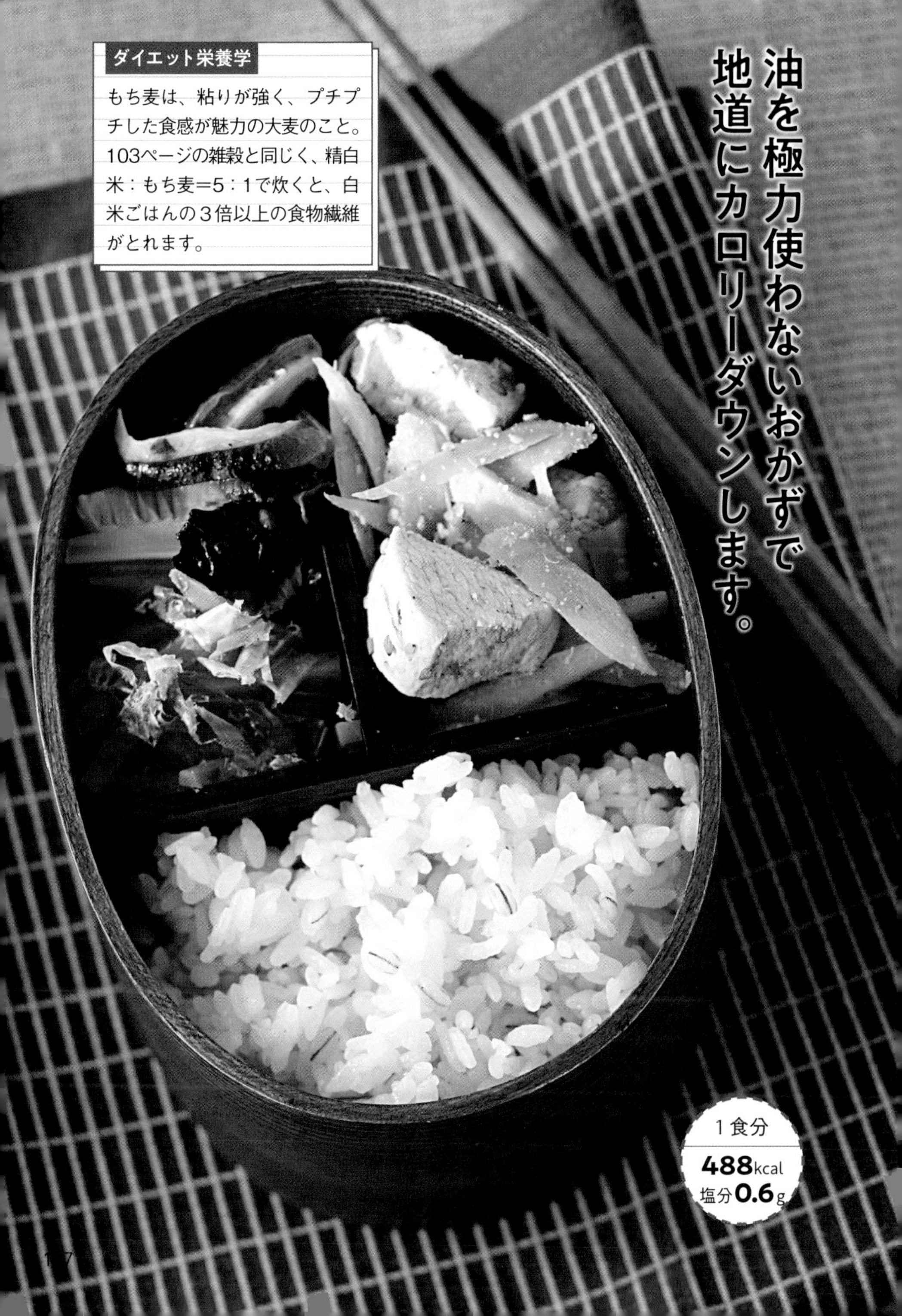

油を極力使わないおかずで地道にカロリーダウンします。

1食分
488kcal
塩分0.6g

MENU 4

家でおひとりさま パスタの昼ごはん

気楽なひとりランチはつい手を抜きがちですが、1日の中で必要なたんぱく質や野菜が充分にとれるかはお昼ごはんが勝負です。自分にご馳走するつもりで！

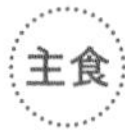

主菜 主食 サケとカラフル野菜の全粒粉ペンネ

材料／ 1人分

生ザケ（1.5cm角に切る）……1切れ（70g）
玉ねぎ（1.5cm角に切る）……1/8個（25g）
ピーマン（1.5cm角に切る）……1個（30g）
ミニトマト（半分に切る）……3個
全粒粉ペンネ……乾 70g
オリーブ油……小さじ1
a［マスタード・トマトケチャップ……各小さじ2/3
ハーブミックス※……小さじ1/2
こしょう……少量］

※数種類のハーブを組み合わせたもの。

1人分432kcal　塩分0.8g

Fe 3.6mg **Fiber** 3.8g

作り方

1 コールスロー（右記）のキャベツとにんじんをゆでた湯を再び沸かし、袋の表示どおりにペンネをゆでる。

2 フライパンにオリーブ油を熱し、サケと玉ねぎをいためる。火が通ったらピーマン、ミニトマト、湯をきった **1** を加えてさっといため合わせ、**a** を加えて調味する。

副菜 スパイスコールスロー

材料／ 1人分

キャベツ……1枚（80g）
にんじん……20g
a［オリーブ油・レモン果汁……各小さじ1/2
ターメリックパウダー……小さじ1/4］

1人分41kcal　塩分0g

作り方

1 キャベツ、にんじんは細切りにする。

2 なべにたっぷりの湯を沸かして塩（分量外：湯1Lに塩小さじ1の割合）を加え、**1** をさっとゆでる。

3 ざるにあげて（湯はおいておく）。あら熱をとり、水けをしっかり絞って **a** であえる。

GOAL

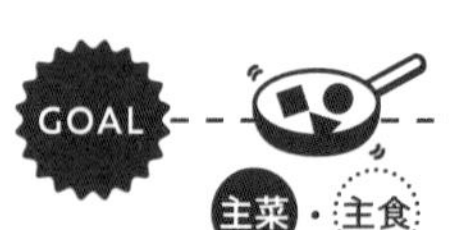

主菜・主食 いためる

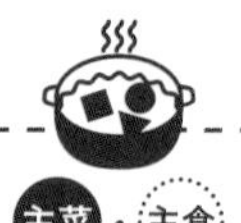

主菜・主食 ペンネをゆでる

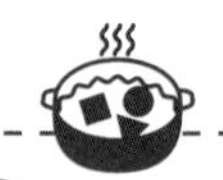

副菜 ゆでて、あえる

なべに湯をわかす
材料を切る

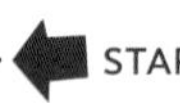

START

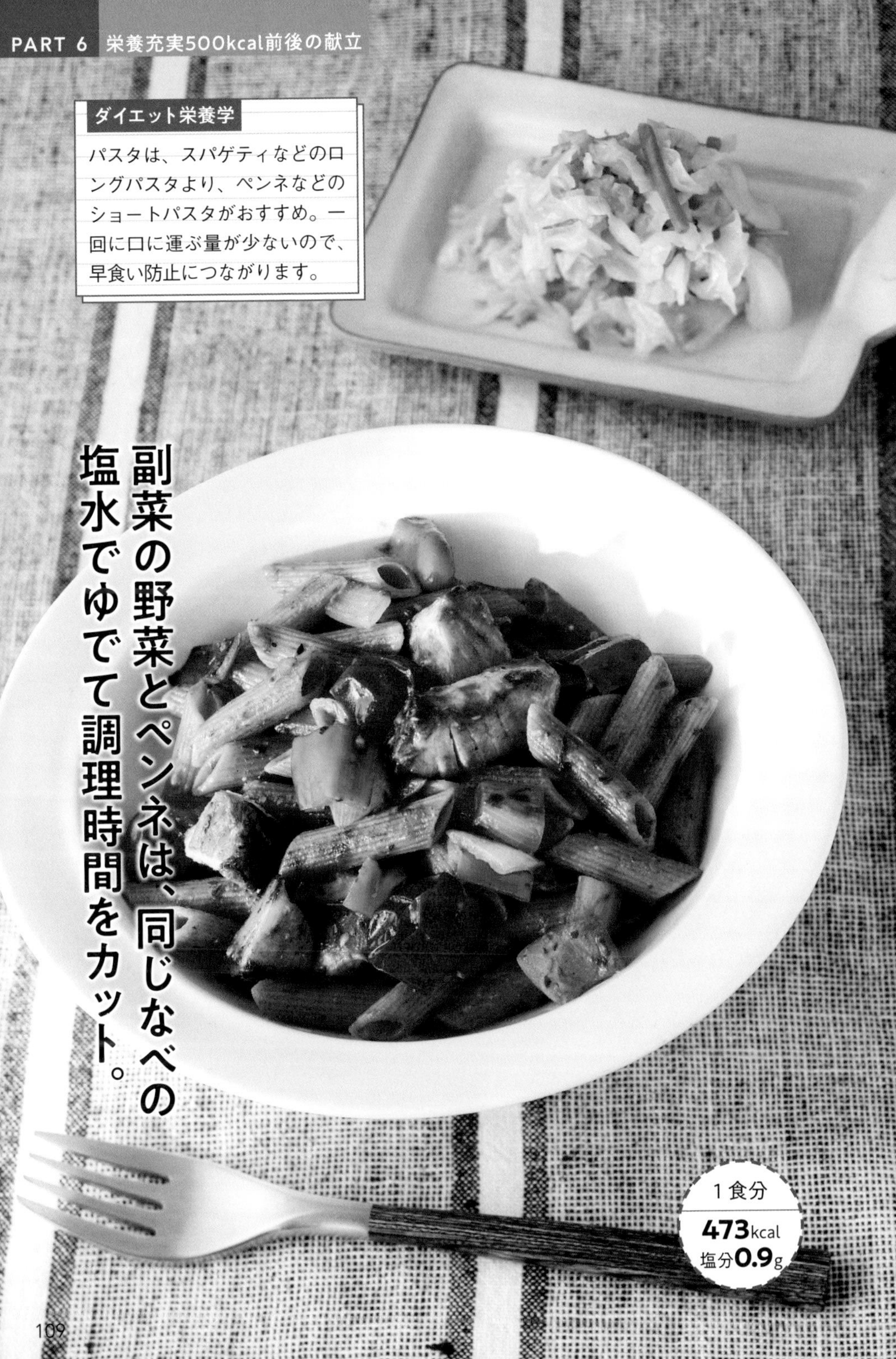

ダイエット栄養学

パスタは、スパゲティなどのロングパスタより、ペンネなどのショートパスタがおすすめ。一回に口に運ぶ量が少ないので、早食い防止につながります。

副菜の野菜とペンネは、同じなべの塩水でゆでて調理時間をカット。

1食分
473kcal
塩分0.9g

MENU
5

魚缶でお手軽に ワンプレート夕ごはん

サンマのかば焼き缶を使った野菜いためを主菜に。
たれを野菜やきのこにからめるので、味つけいらずです。

主菜 サンマかば焼き缶の野菜いため

材料／２人分

サンマかば焼き缶……… ２缶(160g)
ピーマン…………………… ３個(90g)
ねぎ………………………… ½本(50g)
しめじ類…………… １パック(90g)
ごま油……………………… 小さじ２
こしょう………………………… 少量

１人分244kcal　塩分1.2g

Ca 215mg **Fe** 2.8mg **Fiber** 3.3g

作り方

1 ピーマンはへたと種を除き、縦６等分程度に切る。ねぎは斜め薄切りにする。しめじは石づきを除いてほぐす。

2 フライパンにごま油を熱し、**1**のねぎとしめじをいため、しんなりとなったらサンマかば焼き缶とピーマンを加えていため合わせる。こしょうをふって味をととのえる。

副菜 小松菜とカテージチーズの白あえ風

材料／２人分

小松菜…………………… ⅔束(200g)

a
- カテージチーズ(裏ごしタイプ) 60g
- すり白ごま…………… 大さじ１
- うす口しょうゆ…… 小さじ１½
- 砂糖……………………… 小さじ１

１人分80kcal　塩分1.2g

Ca 204mg **Fe** 2.4mg

作り方

1 小松菜は塩少量（分量外）を加えた湯でさっとゆでて水にとり、水けをしっかり絞る。４～５cm長さに切り、キッチンペーパーなどに軽く包んで水けをきる。

2 ボールに**a**を混ぜ、**1**を加えてあえる。

主食 精白米ごはん

1人分

精白米ごはん…………………150g

１人分252kcal　塩分0g

GOAL

主菜 いためる

副菜 ゆでる 切ってあえる
材料を切る

START

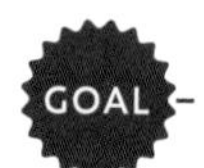

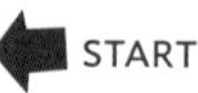

かば焼き缶を使えば、味つけの手間いらず。加熱時間もあっという間です。

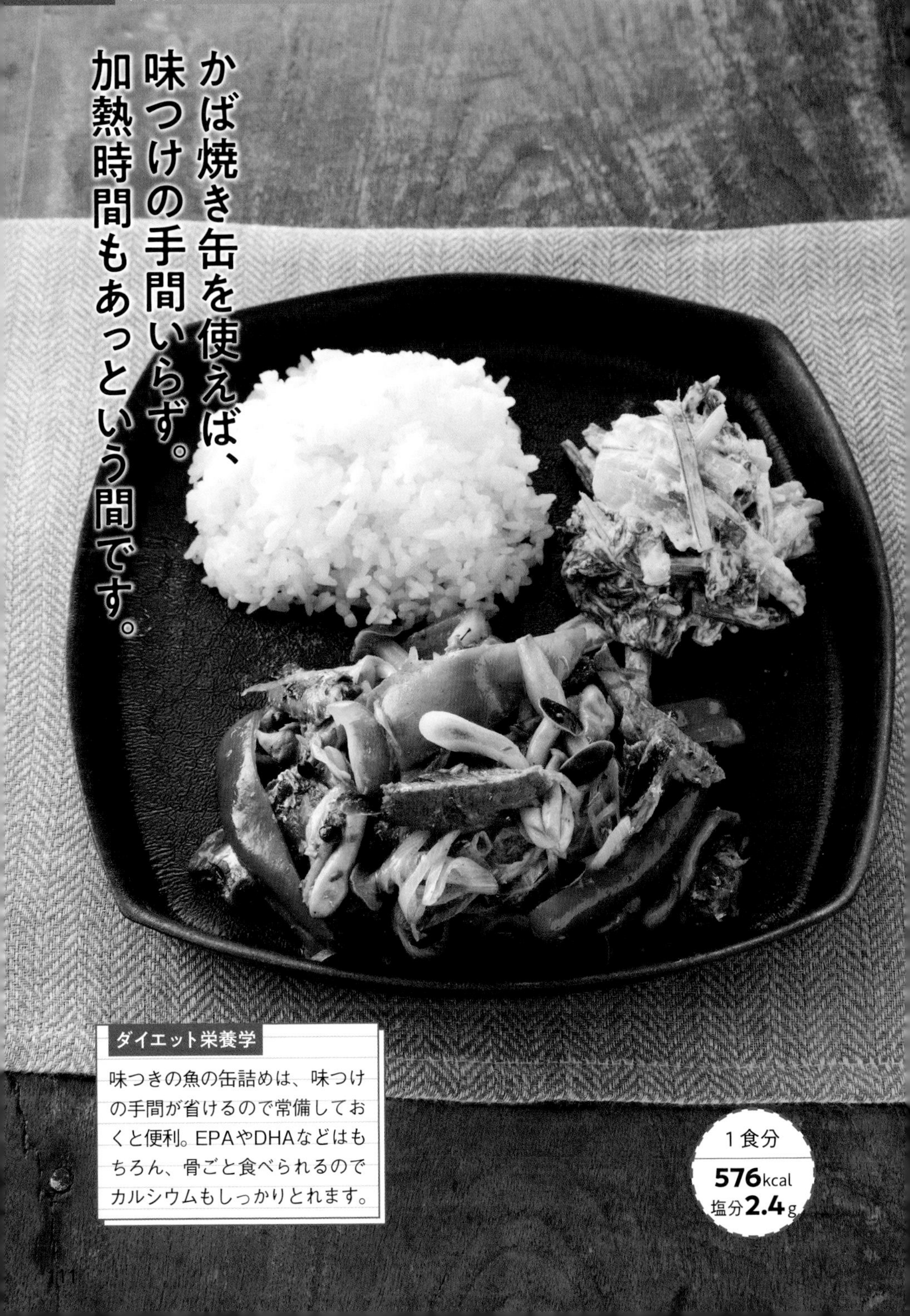

ダイエット栄養学

味つきの魚の缶詰めは、味つけの手間が省けるので常備しておくと便利。EPAやDHAなどはもちろん、骨ごと食べられるのでカルシウムもしっかりとれます。

1食分
576kcal
塩分**2.4**g

MENU
6

刺し身でらくらく どんぶり夕ごはん

ポキとはハワイの料理で「魚を小さく切る」という意味。
スープに入れる大豆は押しつぶして、味をしみ込みやすくさせます。

主食 主菜 サーモンポキどんぶり

材料／2人分

サーモン(刺し身用さく)…………180g
小ねぎ(小口切り)…………大さじ1
しょうゆ…………小さじ1½
みりん…………小さじ1
いり白ごま…………小さじ1
わさび・おろしにんにく…小さじ½
雑穀入りごはん※ ……2杯分(300g)

※精白米：雑穀＝5：1で炊いたもの。

1人分470kcal 塩分0.9g

作り方

1 サーモンは1cm角程度の角切りにし、ごはん以外のすべての材料と混ぜ合わせる。

2 器にごはんを盛り、**1**をのせる。

汁物 つぶし大豆入り野菜スープ

材料／2人分

大豆水煮缶…………1缶(100g)
玉ねぎ…………¼個(50g)
キャベツ…………大1枚(100g)
にんじん…………⅕本(30g)
a［顆粒コンソメ…………小さじ½
　 水…………3カップ
塩…………小さじ⅓
こしょう…………少量

1人分99kcal 塩分1.4g

Fiber 5.1g

作り方

1 大豆はポリ袋に入れて、すりこ木などで押しつぶす。

2 玉ねぎ、キャベツは1cm角に切り、にんじんはいちょう切りにする。

3 なべに**1**、**2**、**a**を入れてふたをし、中火で10分ほど煮る。

4 塩、こしょうで味をととのえる。

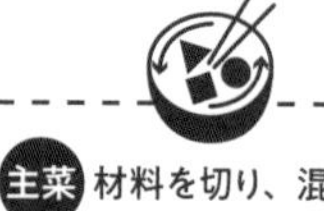
主菜 材料を切り、混ぜる
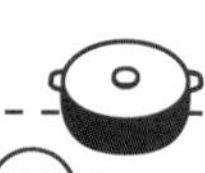
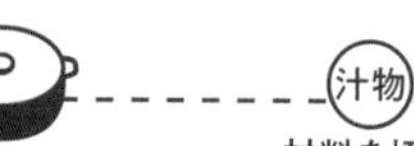
汁物 煮る・10分
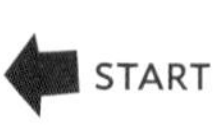
汁物 材料を切る
START

ボール1つで作れるどんぶりは超時短料理。具だくさんの汁物でバランスよく！

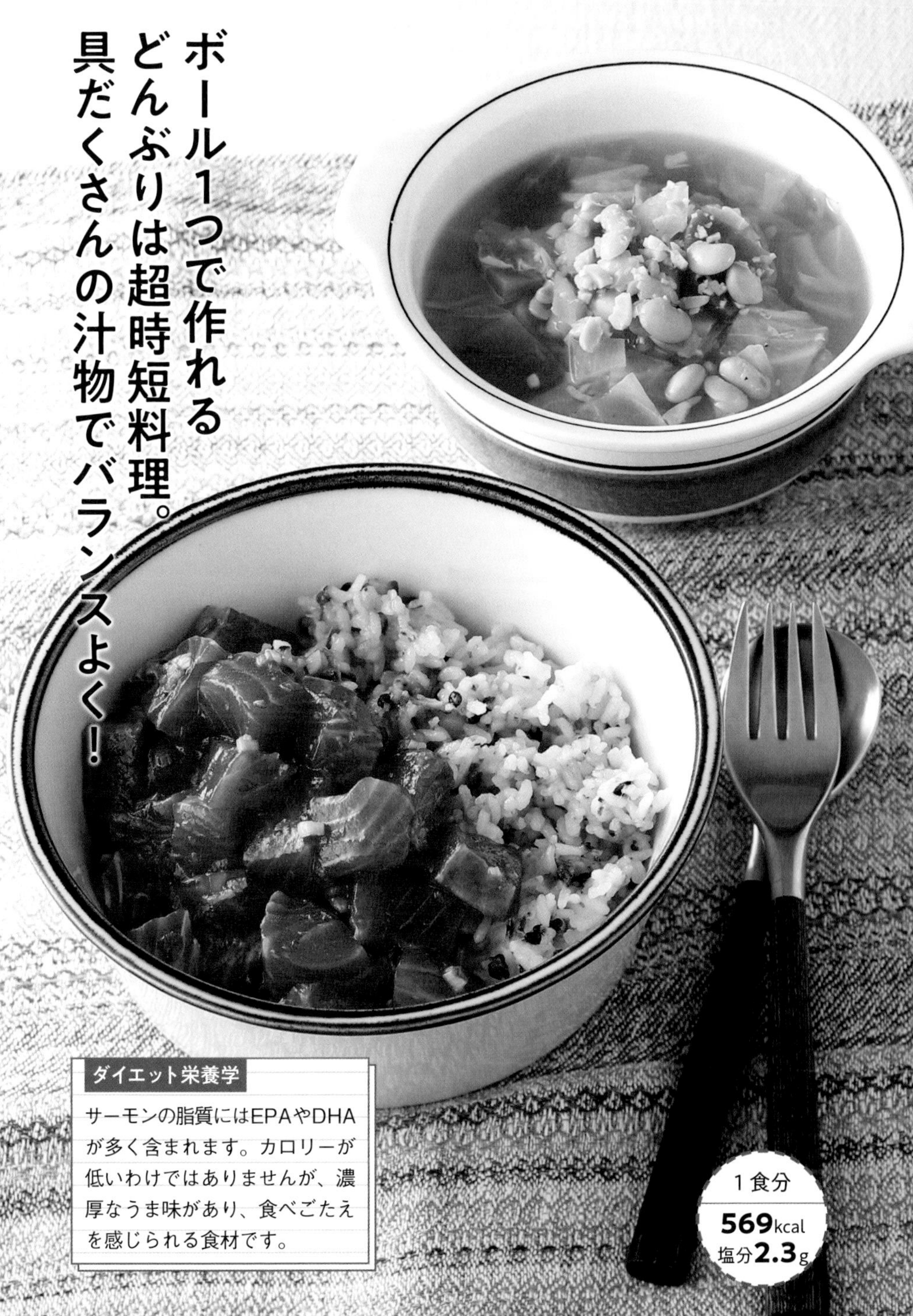

ダイエット栄養学

サーモンの脂質にはEPAやDHAが多く含まれます。カロリーが低いわけではありませんが、濃厚なうま味があり、食べごたえを感じられる食材です。

1食分
569kcal
塩分**2.3**g

MENU 7

寒い季節は なべ仕立ての夕ごはん

缶詰めと冷凍根菜ミックスを使って、切る手間も最小限におさえたなべ料理です。野菜がたっぷりとれるうえ、洗い物の手間もありません。

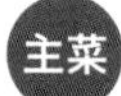 副菜 サケ缶の粕汁風煮込みなべ

材料／2人分

サケ水煮缶……………小1缶(90g)
もめん豆腐……………½丁(150g)
ねぎ(青い部分)……………½本(50g)
しめじ類…………1パック(100g)
こんにゃく(アク抜きずみ)‥100g
冷凍根菜ミックス※……………150g
酒粕……………………………30g
みそ……………………大さじ1½

※里芋、にんじん、れんこん、いんげん、ごぼうが入ったもので算出。

1人分230kcal　塩分1.4g

Ca 212mg **Fe** 2.2mg **Fiber** 6.9g

作り方

1 もめん豆腐は水けをきり、6等分に切る。ねぎは斜め切り、しめじは石づきを除いてほぐす。こんにゃくは一口大にちぎる。

2 なべにサケ水煮缶を汁ごと、**1**、根菜ミックスを入れて強火にかける。煮立ったら中火にして酒粕、みそをとき入れる。

主食 雑穀入りごはん

1人分

雑穀入りごはん※……………150g

※精白米：雑穀＝5：1で炊いたもの。

1人分233kcal　塩分0g

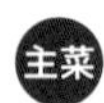 ・ 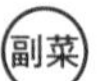

材料を切る

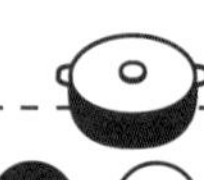

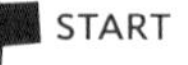

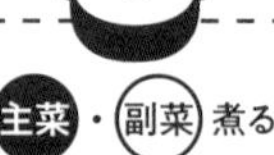

煮る

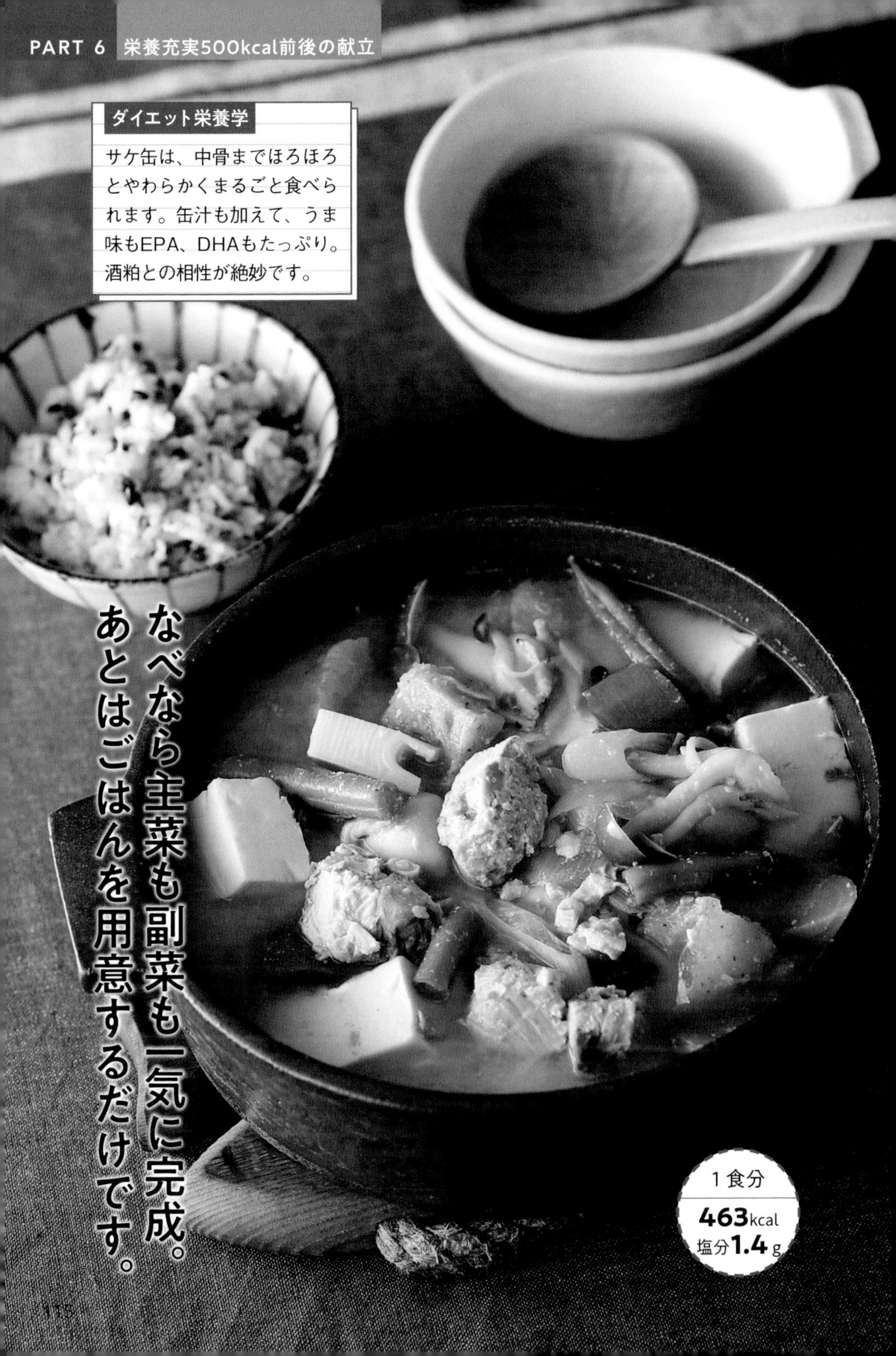

ダイエット栄養学

サケ缶は、中骨までほろほろとやわらかくまるごと食べられます。缶汁も加えて、うま味もEPA、DHAもたっぷり。酒粕との相性が絶妙です。

なべなら主菜も副菜も一気に完成。
あとはごはんを用意するだけです。

1食分
463kcal
塩分**1.4**g

栄養成分値一覧

「日本食品標準成分表2015年版（七訂）」（文部科学省）に基づいています。
同書に記載がない食品は、それに近い食品（代用品）の数値で算出しました。

ページ	料理名	エネルギー kcal	たんぱく質 g	脂質 g	炭水化物 g	食物繊維総量 g	カルシウム mg	鉄 mg	食塩相当量 g
15	PART1 がんばらない！ 主菜&副菜300kcal前後の組み合わせ								
16	煮豆腐	149	12.6	6.5	11.3	3.4	141	1.8	1.9
16	トマトツナめかぶ	59	7.0	0.8	8.4	2.8	43	0.6	0.4
18	アサリ缶の台湾風オムレツ	248	24.4	11.4	10.6	1.1	115	21.1	1.2
18	きゅうりとちくわのキムチあえ	64	5.7	0.9	8.7	1.4	33	0.7	1.5
20	サラダチキンガパオ風	207	27.1	7.0	7.8	1.6	125	1.7	1.3
20	セロリとエリンギのスープ	13	1.1	0.2	3.1	1.4	14	0.3	1.4
22	塩ザケと大豆の煮物	308	28.6	14.1	19.0	8.4	111	2.3	2.8
22	究極の塩ゆでブロッコリー	31	3.9	0.5	5.1	4.1	37	0.8	0.5
24	豚肉と豆腐の包み焼き カレー塩麹味	266	18.4	15.0	13.5	2.3	106	1.4	2.1
24	ほうれん草のカテージチーズあえ	40	4.6	1.3	3.4	2.5	60	0.7	0.5
26	マグロのごちそうサラダ	187	22.8	5.2	11.9	2.8	93	2.2	0.9
26	腹もちトマトのスープ	128	8.6	6.7	9.7	3.7	10	0.9	1.1
28	鶏胸肉のさっと煮	171	26.5	2.3	12.3	2.8	94	2.2	2.5
28	納豆とオクラのゆかりあえ	70	5.1	2.8	8.1	4.7	90	1.1	1.8
30	イワシのかば焼き缶とトマトのグリル	174	17.4	8.3	7.4	0.8	219	1.4	1.2
30	ミックス豆のサラダ	112	5.6	2.9	14.4	5.5	94	0.6	0.9
32	納豆とキャベツの卵とじ	214	18.4	10.3	11.2	3.2	153	2.5	1.9
32	しいたけと鶏ささ身のさんしょういため	88	11.1	2.5	5.6	2.8	13	0.4	0.4
34	長芋タッカルビ風	235	23.6	5.8	23.7	4.1	40	1.5	1.8
34	酢大豆もやし	40	3.7	1.5	2.6	2.3	24	0.5	0.8
37	PART2 気持ちが楽になる作りおきおかず								
38	鶏ささ身の酒蒸し（1本分）	59	11.5	0.4	0.3	0	2	0.1	0.5
39	鶏ささ身とレタスのサラダ	55	7.5	0.3	5.5	2.2	119	1.4	1.9
39	鶏ささ身の中国風だれ	147	24.4	1.5	5.3	1.5	30	0.8	1.8
40	ローストビーフ（1/4量）	183	20.5	10.1	0.5	0	5	1.3	1.3
41	ローストビーフの香味野菜添え	189	20.9	10.2	1.6	0.3	12	1.4	1.8
41	ローストビーフのパスタサラダ	376	21.8	9.7	48.0	1.4	43	1.4	2.3
42	豆腐の塩漬け（1/4量）	42	3.7	2.3	1.5	0.2	44	0.6	1.2
43	チャンプルー	319	21.4	20.9	9.8	2.6	104	2.4	2.4
43	さやいんげんの簡単白あえ	80	3.8	5.7	4.2	1.6	81	1.0	0.9
44	大豆のカレーマリネ（1/4量）	116	6.6	7.9	4.7	3.5	52	1.0	1.2

●特に記載がない場合は１人分（１回分）あたりの成分値です。
●市販品は、メーカーから公表された成分値のみ合計しています。
●数値の合計の多少の相違は計算上の端数処理によるものです。

ページ	料理名	エネルギー kcal	たんぱく質 g	脂質 g	炭水化物 g	食物繊維総量 g	カルシウム mg	鉄 mg	食塩相当量 g
45	大豆マリネのコロコロサラダ	208	8.6	8.3	26.1	7.2	73	1.5	1.4
45	大豆マリネの焼きコロッケ	282	11.4	16.2	22.5	5.3	79	2.4	1.4
46	パプリカのマリネ（1/4量）	75	0.6	6.1	4.8	1.1	8	0.2	0.6
47	タイのソテー　パプリカソース	275	22.1	16.6	7.3	1.4	41	0.7	0.9
47	パプリカ入りサラダライス	394	9.5	9.1	65.6	4.0	61	0.7	1.6
48	青菜のオイル蒸し（1/4量）	70	1.5	6.2	2.5	2.0	171	2.8	1.3
49	青菜といり卵のあえ物	139	4.8	12.1	2.7	2.0	190	3.3	1.4
49	青菜とシーフードのはるさめサラダ	175	8.7	6.5	20.6	2.8	199	3.0	2.5
50	きのこのいため煮（1/4量）	107	3.8	3.4	11.7	3.2	8	0.6	3.0
51	冷ややっこのきのこがけ	65	4.5	3.0	4.0	0.9	45	0.7	0.7
51	きのこの和風スパゲティ	334	10.9	2.5	62.6	3.1	19	1.3	1.8
52	玉ねぎの塩煮（1/4量）	74	1.5	2.2	13.2	2.4	32	0.3	1.2
53	時短肉じゃが	338	15.0	10.2	44.3	4.3	36	2.0	2.8
53	メカジキと玉ねぎのカレー煮	244	20.4	13.2	9.7	2.0	32	1.0	1.5
54	レバーペースト（30g）	42	6.6	1.3	0.6	0	8	2.4	0.5
55	ひよこ豆ペースト（30g）	53	3.1	2.0	5.4	2.2	14	0.2	0.4
56	キャベツとコンビーフのくたくた煮（1/4量）	67	5.2	2.8	6.5	1.7	42	1.1	0.8
57	かぶと鶏ささ身のカレーレモンあえ（1/4量）	74	10.0	1.5	5.2	2.0	57	0.6	0.1
58	刻みこんぶとツナの煮物（1/4量）	55	7.6	0.6	7.6	3.9	51	0.9	1.4
59	にんじんときくらげのエスニック風あえ物（1/4量）	23	0.8	0.1	5.6	2.2	25	1.0	0.5
61	PART3 満足度高し！　肉・魚介のおかず								
62	ゆで豚のにらだれかけ	173	17.4	8.8	5.3	1.4	39	1.3	1.6
63	豚肉の黒酢いため	235	17.5	11.9	12.2	1.6	9	0.9	1.6
64	豚肉とまいたけのしょうが焼き	232	17.3	11.9	12.3	2.1	13	1.0	1.4
65	豆腐入りハンバーグ	354	21.4	23.6	12.1	1.9	99	3.0	1.5
66	鶏肉のオーブントースター焼き	174	23.4	5.6	9.7	5.0	39	1.7	1.0
67	大根と鶏手羽中のごまみそ煮	169	10.3	8.6	11.2	2.9	77	1.2	1.4
68	牛肉と小松菜と糸こんにゃくのチャプチェ風	188	12.3	11.1	8.6	4.3	216	4.1	1.5
69	牛肉と里芋の重ね蒸し	242	14.6	10.5	19.3	3.4	34	1.9	1.3

ページ	料理名	エネルギー kcal	たんぱく質 g	脂質 g	炭水化物 g	食物繊維総量 g	カルシウム mg	鉄 mg	食塩相当量 g
70	メカジキのおろし煮	219	16.8	8.3	16.7	5.2	72	0.9	2.2
71	メカジキのソテー トマトのクミンいため添え	200	19.8	11.7	1.8	0.7	22	0.7	1.2
72	カツオステーキ　サルサソース	147	19.3	4.6	7.1	1.7	31	1.8	0.9
73	マグロユッケ	250	19.3	16.6	4.7	0.9	25	1.6	1.2
74	イカとレタスのにんにくみそいため	179	20.7	5.5	9.8	1.9	36	0.8	2.1
75	エビとセロリのさんしょういため	154	12.5	4.5	15.5	1.6	56	1.3	1.0
77	PART4 バリエを増やそう！　野菜のおかず								
78	かぶとサクラエビのマリネ	44	2.1	2.2	4.0	1.1	70	0.3	0.6
78	にんじんと切り干し大根の塩こんぶあえ	39	1.5	0.1	9.1	2.7	46	0.4	1.1
79	ズッキーニのチーズ焼き	96	6.6	6.1	3.9	1.0	120	0.6	0.4
79	スナップえんどうとエビの チーズ風味いため	114	9.0	4.9	8.4	1.9	72	0.9	0.6
80	セロリのカレー酢漬け（1/3量）	23	0.2	0.1	5.4	0.6	15	0.2	0
80	さやいんげんのグリル焼き	33	2.0	1.8	2.6	1.2	57	0.4	0.1
81	白菜と焼きのりのサラダ	78	1.9	6.2	4.6	1.9	49	0.6	1.3
81	大根とカニかまのサラダ	85	4.1	4.3	7.4	1.5	60	0.4	1.5
82	小松菜の粒マスタードあえ	40	2.0	2.4	3.6	2.1	139	2.0	0.6
82	さやえんどうのじゃこいため	91	4.4	4.3	8.9	2.3	49	0.9	1.1
83	おからとサケ缶のサラダ	168	13.4	7.7	10.7	7.0	185	1.5	0.4
83	豆苗とシラス干しのサラダ	75	3.7	5.4	3.2	1.1	41	0.7	1.1
84	蒸しかぼちゃのハニーマスタードがけ	133	2.4	3.3	24.2	3.5	23	0.7	0.2
84	さつま芋の酒粕サラダ	146	2.2	2.5	27.2	2.6	31	0.5	0.1
85	アボカドときのこのナンプラーいため	181	3.3	17.5	7.5	5.9	8	0.7	0.2
85	大豆とひじきの酢漬け（1/3量）	69	5.0	2.4	8.0	4.6	73	0.9	0.3
86	まるごとピーマン焼き	33	2.7	1.2	3.4	1.4	9	0.6	0.5
86	ブロッコリーとモッツァレラチーズ のホットサラダ	128	9.3	6.4	9.7	4.1	139	0.9	0.7
87	キャベツとオイルサーディンのグリル	207	11.6	15.6	6.2	2.0	219	1.0	0.8
87	トマトとレバーのエスニックサラダ	124	11.8	4.0	10.5	1.9	32	7.3	1.2
89	PART5 ボリューム満点 ヘルシースープ								
90	豚スペアリブと夏野菜のスープ	291	13.3	19.6	14.3	3.8	16	1.2	2.1
91	鶏手羽の和風ポトフ	303	20.5	17.2	17.7	4.4	105	1.4	2.8
92	セロリと豚ひき肉のはるさめスープ	183	7.8	9.1	16.8	1.9	34	0.7	2.4

ページ	料理名	エネルギー kcal	たんぱく質 g	脂質 g	炭水化物 g	食物繊維総量 g	カルシウム mg	鉄 mg	食塩相当量 g
93	もずく酢入り酸辣湯	122	8.0	6.1	8.9	2.0	81	1.6	1.9
94	ココナツカレースープ	230	14.9	16.6	9.7	2.7	75	1.7	2.5
95	レバーとまいたけのスープ	123	13.0	2.1	9.2	2.9	33	7.1	1.9
96	押し麦入りミネストローネ	191	10.8	4.7	27.7	4.4	40	1.0	2.1
97	さつま芋と糸かんてんのみそ汁	104	2.8	1.1	22.0	3.9	56	0.9	1.9
99	小松菜の和風ポタージュ	71	5.5	2.4	7.3	2.1	160	2.4	1.2
99	カリフラワーの和風ポタージュ	82	6.9	2.4	9.8	3.1	77	1.2	1.2
101	PART6 スタイルいろいろ! 栄養充実500kcal前後の献立								
102	和風の朝ごはん【献立】	525	31.7	16.9	59.4	7.1	212	4.1	1.2
102	ホタテ入り卵焼き	176	16.8	10.8	1.4	0.5	71	1.8	0.8
102	大豆ときゅうりのサラダ	98	8.0	4.6	7.2	4.8	102	1.4	0
102	シラスとさんしょうの雑穀ごはん	251	7.0	1.5	50.9	1.8	39	0.8	0.4
104	洋風の朝ごはん【献立】	493	24.7	21.9	50.9	9.6	92	3.8	2.4
104	アボカドエッグ	202	8.3	17.6	4.1	3.2	34	1.5	0.2
104	サーモンチーズサラダ	80	9.7	2.5	4.6	1.9	55	1.2	1.2
104	ライ麦パン	211	6.7	1.8	42.2	4.5	13	1.1	1.0
106	お弁当の昼ごはん【献立】	488	30.9	10.7	67.5	9.2	250	4.7	0.6
106	鶏胸肉とごぼうのごま酢あえ	190	22.5	7.6	6.8	2.6	58	0.9	0.3
106	小松菜とのりのオイル蒸し	41	3.0	2.3	4.8	3.7	175	3.1	0.3
106	にんじんのおかかあえ	19	1.1	0.1	3.7	1.2	13	0.2	0
106	もち麦入りごはん	238	4.3	0.7	52.2	1.7	5	0.6	0
108	パスタの昼ごはん【献立】	473	27.9	11.3	62.1	5.9	113	3.9	0.9
108	サケとカラフル野菜の全粒粉ペンネ	432	27.0	9.0	56.9	3.8	77	3.6	0.8
108	スパイスコールスロー	41	0.8	2.2	5.2	2.1	36	0.3	0
110	ワンプレート夕ごはん【献立】	576	26.0	19.0	76.1	6.5	423	5.3	2.4
110	サンマかば焼き缶の野菜いため	244	15.9	14.8	14.6	3.3	215	2.8	1.2
110	小松菜とカテージチーズの白あえ風	80	6.6	3.9	5.9	2.7	204	2.4	1.2
110	精白米ごはん	252	3.5	0.3	55.6	0.5	4	0.1	0
112	どんぶり夕ごはん【献立】	569	31.0	19.5	63.4	6.1	113	2.4	2.3
112	サーモンポキどんぶり	470	23.5	16.0	53.1	1.1	31	1.2	0.9
112	押し大豆入り野菜スープ	99	7.5	3.6	10.4	5.1	82	1.2	1.4
114	なべ仕立ての夕ごはん【献立】	463	24.7	8.9	70.7	7.8	218	2.9	1.4
114	サケ缶の粕汁風煮込みなべ	230	20.0	8.1	20.9	6.9	212	2.2	1.4
114	雑穀入りごはん	233	4.7	0.8	49.8	0.8	6	0.7	0

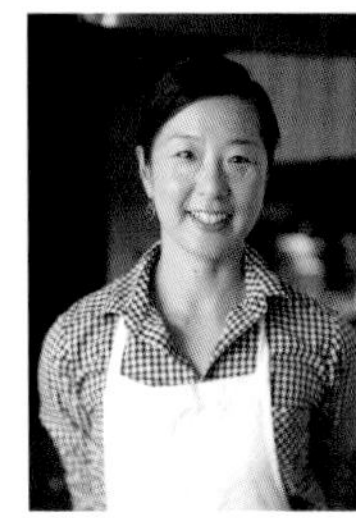

牛尾理恵
料理研究家・栄養士
東京農業大学短期大学部卒業。病院、食品・料理の制作会社に勤務後、料理研究家として独立。シンプルで作りやすい料理が人気を呼ぶ。40歳になるのを機にダイエットを始め、体重を10kg、体脂肪率を10%以上減らすことに成功。ダイエットや筋トレをテーマに、自身の体験を生かした著書を多数手がける。

STAFF
写真　松島 均
尾田 学(P62-65、P67-70、P75、P79左、P81-82、P83左)
宗田育子(P90-94、P96、P111)
木村 拓(東京料理写真)(P73)
スタイリング　牛尾理恵ほか
イラスト　小迎裕美子
企画・構成・編集　船本麻優美
デザイン　ohmae-d
栄養価計算　戌亥梨恵ほか
校閲　くすのき舎
*本書は著者が月刊誌『栄養と料理』で紹介した料理記事および
新たに執筆・撮影した内容を合わせて構成・書籍化したものです。

栄養しっかり&ちゃんとやせる
時短かんたんダイエット

2020年9月10日　初版第1刷発行
発行者　香川明夫
発行所　女子栄養大学出版部
〒170-8481　東京都豊島区駒込3-24-3
電話　03-3918-5411 (販売)
03-3918-5301 (編集)
URL　http://www.eiyo21.com
振替　00160-3-84647
印刷・製本　凸版印刷株式会社

ISBN 987-4-7895-1913-7